医学细胞生物学实验技术

主　编　张小莉　夏金婵
副主编　孙　颖

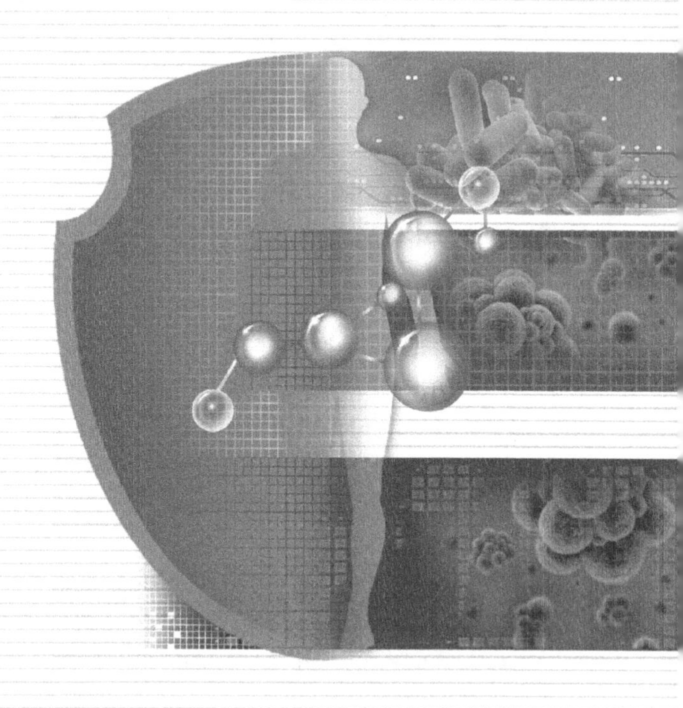

西安交通大学出版社
XI'AN JIAOTONG UNIVERSITY PRESS
国家一级出版社
全国百佳图书出版单位

图书在版编目(CIP)数据

医学细胞生物学实验技术 / 张小莉，夏金婵主编. — 西安 ：西安交通大学出版社，2022.4

ISBN 978-7-5693-2501-0

Ⅰ.①医… Ⅱ.①张… ②夏… Ⅲ.①医学—细胞生物学—实验—高等学校—教材 Ⅳ.①R329.2-33

中国版本图书馆 CIP 数据核字(2021)第 278094 号

书　　名 医学细胞生物学实验技术
主　　编 张小莉　夏金婵
责任编辑 张永利
责任校对 赵丹青

出版发行 西安交通大学出版社
(西安市兴庆南路 1 号　邮政编码 710048)
网　　址 http://www.xjtupress.com
电　　话 (029)82668357　82667874(市场营销中心)
(029)82668315(总编办)
传　　真 (029)82668280
印　　刷 西安日报社印务中心

开　　本 787 mm×1092 mm　1/16　**印张** 12.5　**字数** 267 千字
版次印次 2022 年 4 月第 1 版　2022 年 4 月第 1 次印刷
书　　号 ISBN 978-7-5693-2501-0
定　　价 48.00 元

如发现印装质量问题，请与本社市场营销中心联系。
订购热线：(029)82665248　(029)82667874
投稿热线：(029)82668803
读者信箱：med_xjup@163.com

前　言

生命科学是一门发展迅速、多学科交叉的前沿学科，与人民健康、经济建设和社会发展有着密切关系，也被我国学术界视为非常有影响力的学科之一，是很有可能实现从“跟跑”转变为“并跑”甚至“领跑”的学科。现代生命科学和基础医学发展迅速，研究成果及相应的新技术、新方法精彩纷呈，令人有目不暇接之感，许多实验技术对现在与未来的生物医学都正在或将产生深远的影响。

随着生命科学的迅速发展，教学内容也有了较多更新，细胞生物学作为基础医学课程，列入高等院校临床医学专业的教学计划中，并开设了实验课。为了提高细胞生物学课程的教学水平，反映更具科学性、先进性和实用性的实验内容，我们根据教育部《临床医学专业本科教学基本要求》和课程的设置要求，在参阅大量文献和仔细分析我国基础医学课程教学现状的基础上，学习兄弟院校的教学经验，结合我们多年来教学科研的实践体会和教学改革成果，编写了这本《医学细胞生物学实验技术》。

根据教育部有关加强学生素质教育和培养创新人才的要求，本书注重实验内容的更新，减少了部分验证性或演示性实验，开设了综合性、设计性（探索性）实验，在实验内容上进一步明确层次，将实验课分为 3 类：①基础性实验，以基本技能和基本操作为主，着重培养学生的动手能力、分析问题和解决问题的能力，培养学生严谨的科学态度；②综合性实验，综合各学科的内容，着重培养学生应用新知识、新技术的能力和科学思维的能力；③设计性实验（或称探索性实验），学生在教师的指导下设计选题、查阅文献资料、设计实验，独立完成相关实验研究、总结，最后完成论文，目的是初步培养学生进行科学研究的能力，为进一步开展科学研究和完成毕业论文打下基础。本书注重实验技能的训练和科学思维方法的培养，以提高学生动手能力和解决问题的能力。

本书是一本实用性较强的细胞生物学实验教材，主要供临床医学及其他医学类专业本科生使用，旨在加强学科间的交叉渗透，减少实验内容的重复，提高学生的实验技能，也可供具有不同实验基础条件的医学院校的研究生使用，同时可作为生命科学、临床医学和农学工作人员的参考书。

本教材的编写人员虽然各具相应的专业特长，且都是长期从事教学和科研的教师，但限于编者的知识和能力，加之编写综合性实验和设计性实验是一次新的尝试，可供参考和借鉴的资料不多，因此教材中难免存在缺点和不足，殷切希望使用本教材的同学和老师批评指正，以便后期我们对教材进行修订和完善。

编　者

2021 **年** 11 **月**

目　录

第三部分　细胞凋亡的测定

第四部分　细胞遗传学实验

第五部分　细胞分子生物学实验

实验室规则

一、实验室是进行教学实验和科研实验的场所，一般不作他用。

二、遵守实验纪律，按时到达实验室，不得迟到或早退；实验中途因故需外出时，应向任课教师请假。

三、进入实验室的一切人员必须遵守实验室的各项规章制度，要爱护公物，保持室内安静、整洁。

四、实验室内各组仪器及器材由各组自己使用，不得互相调换；要爱护仪器、标本和设备，如遇仪器损坏或不灵，应及时报告任课教师，以便修理或更换，不要自行处理。

五、上实验课前，学生要认真预习实验、实习指导，明确实验目的，了解实验原理、方法和步骤，充分做好准备工作，认真阅读和熟悉实验安全操作规范，确保人身和实验设备安全。

六、实验时应思想集中，严肃认真，遵守操作规程，认真观察，仔细测试，如实记录实验数据或画图，不得抄袭他人的实验记录或报告。

七、注意节约实验材料、药品，以及水、电等。

八、实验室仪器设备的存放应做到整齐有序，必须注意防尘、防潮、防震、防冻等，不准存放任何与实验无关的物品，更不能存放个人物品。

九、对有毒、有害、易燃、易爆、易腐蚀物品，要有专人保管，严格领用制度，用后登记。实验产生的废气、废液、废渣要严格按《实验室三废处理措施》办理。

十、实验室工作人员要落实岗位责任制，仪器设备要做到定期检查、维护保养，出现故障应及时修复，使仪器设备保持完好状态。

十一、加强实验室安全措施，认真履行《实验室安全管理责任书》规定的各项职责，做好防盗、防火、防水、安全用电等工作，确保实验室安全。

十二、保持实验室内清洁整齐。实验结束后，各组必须认真清理各自的实验台面，将器材清洗后，清点数目，然后摆放整齐。班级值日生负责清扫室内卫生，关好水、电开关以及门、窗等，经教师允许后方可离开实验室。

第一部分　细胞结构与成分的观察

实验一　普通光学显微镜的构造及使用方法

【目的与要求】

(1)掌握普通光学显微镜的正确使用方法及镜下绘图技术。

(2)熟悉普通光学显微镜的使用技术和保养措施。

(3)了解普通光学显微镜的构造和各部分的作用。

【实验原理】

显微镜的主要部分是物镜和目镜,此为两组凸透镜。光射到物体上,再从物体射入物镜和目镜,最后射入观察者的眼睛,在此过程中成像并放大。普通光学显微镜利用凸透镜的成像原理,要经过凸透镜的两次成像。目镜的焦距比物镜的焦距略长,物体AB第一次先经过物镜成像A′B′,这时的物体应该在物镜的一倍焦距和两倍焦距之间,根据物理学原理,所成的应该是放大的倒立的实像,而后以第一次成的物像作为"物体A′B′",经过目镜第二次成像的A″B″是一个虚像。因此,第一次成的像应该在目镜的一倍焦距以内,第二次成的像是一个放大的正立的虚像,如果相对于实物来说的话,应该是倒立的放大的虚像。

【实验用品】

1. 实验材料

组织切片标本、擦镜纸、A字母装片、人血细胞涂片等。

2. 实验器材

普通光学显微镜。

3. 实验试剂

香柏油、二甲苯或乙醚。

【实验内容与方法】

(一)普通光学显微镜的主要构造

普通光学显微镜的构造主要由光学部分和机械部分组成。

1. 光学部分

普通光学显微镜的光学部分由物镜、目镜和照明装置组成，前两个部件使所观察的物体在显微镜中成像，后者则能改变入射光的强度等。目镜装在镜筒的上端，上面刻有“10×”符号，表示其放大倍数。物镜装在镜筒下端的旋转器上，一般有3～4个，其中最短的刻有“4×”符号的为低倍镜，较长的刻有“40×”符号的为高倍镜，最长的刻有“100×”符号的为油镜。此外，在物镜上还常加有一圈不同颜色的线，以示区别。显微镜的光源分为天然光源和人工光源。人工光源一般采用低压灯泡所产生的强光，再通过会聚透镜加强光的亮度，并使光均匀照射，光圈由十几张金属薄片组成，其外侧伸出一柄，推动它可调节光圈开孔的大小，以调节光量。

2. 机械部分

镜座是显微镜的底座，用以支持整个镜体。镜柱是镜座上面直立的部分，用以连接镜座和镜臂。镜臂一端连于镜柱，另一端连于镜筒，是取放显微镜时手握的部位。镜筒连在镜臂的前上方，镜筒上端装有目镜，下端装有物镜转换器。物镜转换器接于棱镜壳的下方，可自由转动，盘上有3～4个圆孔，是安装物镜的部位，转动转换器可以调换不同倍数的物镜，当听到咔嗒声时，方可进行观察，此时物镜光轴恰好对准通光孔中心，光路接通。载物台在镜筒下方，形状有方、圆两种，用以放置玻片标本，中央有一通光孔，我们所用的显微镜其镜台上装有玻片标本推进器（推片器），推进器左侧有弹簧夹，用以夹持玻片标本，镜台下有推进器调节轮，可使玻片标本做左右、前后方向的移动。调节器是装在镜柱上的大、小两种螺旋，调节时可使镜台做上下方向的移动。

（1）粗调节器：即大螺旋，移动时可使镜台快速和较大幅度地升降，所以能迅速调节物镜和标本之间的距离，使物像呈现于视野中。通常在使用低倍镜时，先用粗调节器迅速找到物像。

（2）细调节器：即小螺旋，移动时可使镜台缓慢地升降，多在运用高倍镜时使用，从而得到更清晰的物像，并借以观察标本的不同层次和不同深度的结构。显微镜的放大倍数是物镜放大倍数与目镜放大倍数的乘积。例如，物镜为“10×”，目镜为“40×”，其放大倍数就是10×40＝400。

（二）物镜的使用方法

1. 低倍镜的使用方法

（1）准备：取镜时，右手握住镜臂，左手托住镜座，将其轻放在实验台座位前方略偏左侧，显微镜应以离实验台边缘约5 cm为宜。

（2）对光：转动粗调节器，将镜台下降，使物镜与载物台距离拉开，转动物镜转换器，使低倍镜对准通光孔，当听到一声轻微的咔嗒声时，表示物镜和目镜的光轴一致。当使用电光源显微镜时，首先打开显微镜电源开关，然后使低倍镜对准通光孔，开大光圈，上升聚光器并调节光线，使视野明亮适中。

（3）装玻片标本：取标本片，将盖玻片面朝上，放在载物台上，用标本夹固定标本，旋转标本移动器螺旋，将待观察部位移到通光孔的正中。

(4)调节焦距:从显微镜侧面注视着物镜镜头,同时慢慢转动粗调节器,使镜台上升至物镜距标本片约 5 mm 处,有的显微镜可以调至最短距离,然后一边用目镜观察,一边缓慢转动粗调节器,使镜台缓慢下降至视野中出现清晰的物像。如果一次没有成功,可重复上述操作。如果一直看不到物像,可能由以下原因造成:①物镜未对正通光孔,应对正后再观察;②标本未放到视野内,应移动标本至通光孔中央;③调节器转动得太快,错过焦点,应重新调焦;④视野内光线太强,不易观察到未染色的标本片,可将光线调暗一些再观察。

2. 高倍镜的使用方法

(1)玻片:先在低倍镜下找到目的物,将要放大的部分移至视野的中央,将物像调节至清晰。

(2)转换高倍物镜:可从显微镜侧面注视,慢慢地转动转换器,使高倍物镜镜头对准通光孔,防止镜头碰撞玻片。

(3)调节焦距:从目镜内观察,一般配套较好的显微镜能见到一个模糊的物像,稍稍调节细调节器,即可看到清晰的物像。若视野亮度不够,可上升聚光器和开大光圈等。

如在低倍镜下看到物像,换高倍镜后找不到图像,可能的原因及处理如下:①被观察的物体不在视野中央,需在低倍镜下将物体移至中央,再转换为高倍镜观察;②标本色浅,光太强,应缩小光圈或降低聚光镜进行观察。

3. 油镜的使用方法

(1)玻片:选好目标,必须先在低倍镜、高倍镜下观察,再将待观察部位移到视野中心。

(2)转换油镜:转动转换器,使高倍镜头离开通光孔,在玻片观察部位滴一滴香柏油,然后从侧面注视着镜头与玻片,转动转换器,使油镜镜头浸入油中。

(3)调节光亮:将聚光器上升到最高位置,光圈开到最大。

(4)调焦:一边观察目镜,一边稍稍调节细调节器,使物像清晰。

(5)擦净油镜头和标本片:油镜使用完毕后,上升镜头,把镜头转到一边,取擦镜纸,滴少许二甲苯,将镜头上和标本上的香柏油轻轻擦去,再用干净擦镜纸擦拭干净,擦拭时要沿着镜头的直径方向,不要沿镜头的圆周擦拭。

(三)操作练习

1. 低倍镜

在对好光的基础上,取一张 A 字母装片放在载物台上,用标本夹固定标本,将 A 字母对准通光孔,调焦,在低倍镜下找到目的物,注意观察你看到的物像是反还是正,标本移动的方向与视野中物像移动方向是否相同。

2. 高倍镜

取一张组织切片,先在低倍镜下找到细胞,移至视野中央,直接换高倍镜,在转换高倍物镜并且看清物像之后,可以根据需要调节孔径光阑的大小或聚光器的高低,使光线符合要求。

3. 油镜

取人血涂片，先用低倍镜、高倍镜观察，再换油镜观察，比较3种放大倍数的物镜的分辨率，并练习擦拭油镜头和标本片。

【注意事项】

(1)取放显微镜时要轻拿轻放，持镜时必须一手握镜臂，另一手托住镜座，以免零件脱落或碰撞到其他地方。

(2)显微镜应放在自己面前稍左侧，坐着操作。

(3)切勿边操作边在目镜上观察，以免物镜与标本片相碰，造成镜头或标本片的损坏。

(4)需要更换标本片时，应先使镜台与物镜头远离，方可取下标本片。

(5)标本片不能放反，否则高倍镜和油镜下将找不到物像。

(6)转换物镜时应转动物镜转换器，切勿手持物镜移动。

(7)擦拭显微镜的光学部分时必须用擦拭纸，切忌口吹、手抹或用布擦拭；机械部分可以用布擦拭。

【实验结果与分析】

(1)用低倍镜观察A字母装片呈倒立的物像，且玻片的移动方向与视野内物像移动的方向相反。

(2)用高倍镜观察组织玻片，先在低倍镜下找到细胞，并将细胞移到视野的中心，然后换高倍镜观察。

(3)用低倍镜、高倍镜、油镜观察人血细胞涂片时，观察范围依次变小，放大倍数、分辨率依次提高。血细胞包括红细胞、白细胞和血小板，其中白细胞主要包括淋巴细胞、单核细胞和粒细胞；红细胞为双凹扁盘状，无细胞核，呈橘红色。白细胞形态不一，细胞核呈紫色，其中淋巴细胞细胞核大而圆，周围边缘为浅蓝色细胞质；单核细胞的细胞核为马蹄形或肾形，细胞质比例较大，呈浅蓝色；粒细胞的细胞核呈叶状，细胞质中具有大小不等的颗粒。血小板呈紫红色小片状，常多个聚在一起。

【思考与练习】

(1)简述普通光学显微镜的构造及其相应作用。

(2)使用低倍镜及高倍镜观察切片时应特别注意什么问题？

(3)普通光学显微镜应如何进行保养？

实验二　荧光显微镜的构造及使用方法

【目的与要求】

(1)掌握荧光显微镜的正确使用方法。

(2)熟悉荧光显微镜的结构与维护。

(3)了解荧光显微镜的原理及应用。

【实验原理】

一些化学物质经短波高能光激发后能吸收并储存能量而进入激发态,当其从激发态再回复到基态时,过剩的能量将以荧光的形式发射。细胞内某些天然物质,如脂褐素和核黄素等,经紫外线照射后,可发出荧光,称为自发荧光,如维生素A的红色荧光、胶原纤维的蓝绿色荧光、绿色荧光蛋白(green fluorescent protein,GFP)的绿色荧光都属于自发荧光。细胞内还有一些成分虽然受到紫外线照射后不发荧光,但可与某些荧光物质结合,如酸性品红、甲基绿和吖啶橙(acridine orange,AO)等。经过活体染色或固定切片染色,经紫外线照射后可诱发出荧光,使标本(细胞或细胞内的结构)的结构清晰。荧光显微镜就是根据这一现象而设计的显微放大装置,利用荧光显微镜可以观察到这些荧光物质在细胞内的分布位置。近年来发展起来的免疫荧光显微镜技术将免疫学方法与荧光染色方法相结合,以检测细胞的抗原或抗体成分,在医学生物领域已被广泛应用。

荧光显微镜可观察由短波光(紫外、紫、蓝等)激发的生物物质或经荧光剂(荧光染料)标记(或染色)的物质所发生的荧光。荧光显微镜采用高压汞灯作为光源,汞灯是用石英玻璃制作的,中间呈球形,其内充有一定数量的汞。工作时由两个电极间放电,引起汞蒸发,球内气压迅速升高,当汞完全蒸发时,可达5～7 MPa,这一过程一般需5～15分钟。超高压汞灯的发光是电极间放电使汞分子不断解离和还原过程中发射光量子的结果,它发射紫外到红色各色光,其中强紫外和蓝紫光等短波光足以激发各类荧光物质。激发滤光片用于选择激发光的波长范围,安置于光源与聚光镜之间,选择性地透过可使标本产生荧光的特定波长的短波激发光,同时阻挡对激发荧光没有用的光。吸收(护目)滤光片置于标本与目镜之间或罩于目镜之上,用以阻挡紫外光,只允许荧光进入眼球。

【实验用品】

1. 实验材料

人口腔黏膜上皮细胞临时制片、洁净载玻片、盖玻片、眼科镊、吸水纸等。

2. 实验器材

荧光显微镜。

3. 实验试剂

95%乙醇、0.01% AO染液。

【实验内容与方法】

1. 荧光显微镜的使用方法

(1)开启电源：打开电源开关，当电压稳定在220 V或指示灯变亮后，按启动键，点燃汞灯，一般预热10分钟后汞灯才能达到最亮，方可进行观察。

(2)调中光源及光轴：调中光源应按照使用的荧光显微镜说明书进行操作，最终是通过调节汞灯调中钮，使灯影光斑和反射影光斑在载物台的投射平面上居中且重合，光源调中后，保持显微镜不再移动，以后每次直接放置标本片观察即可。

(3)放置标本片：先关闭阻光挡板，用普通光学显微镜光路找到待观察的细胞部位，调节焦距，使物像清晰；关闭普通光源，选择针对所观察的荧光的合适激发滤片及阻断滤片，拉开阻光挡板，这时显微镜转换到荧光光路，观察标本，调节细调节器，便可得到清晰的荧光图像。需要注意的是，用油镜观察标本时，必须用无荧光的特殊镜油或无荧光甘油。

2. 荧光显微镜的使用练习

(1)制作玻片：载玻片厚度应控制在0.8～1.2 mm，太厚的玻片不但光吸收得多，而且不能使激发光在标本上聚集。载玻片必须光洁、厚度均匀，无明显自发荧光，有时需用石英玻璃载玻片。盖玻片厚度应在0.17 mm左右，光洁。用牙签刮取口腔黏膜上皮细胞，涂在载玻片上，待载玻片上细胞稍干后，以95%乙醇固定5分钟，然后晾干，滴加0.01% AO染液，染色2分钟，再用磷酸盐缓冲液(PBS缓冲液)漂洗，保留1滴PBS缓冲液，加盖玻片临时封片固定，选用紫外激发滤片在荧光显微镜上观察，可见细胞质中的RNA产生红色荧光，细胞核中的DNA产生绿色荧光。

(2)封片：用封裱剂封片的标本不易干燥，可用于较长时间观察或将标本放在聚乙烯塑料袋中4 ℃保存，以延缓荧光减弱时间。封裱剂常选用甘油，或选用甘油和0.5 mol/L pH 9.0～9.5的碳酸盐缓冲液的等量混合液作为封裱剂，也有用0.1 mol/L pH 9.0的磷酸缓冲液与甘油以1∶9比例混合后作为封裱剂的。

【注意事项】

(1)高压汞灯一次启动不成或关灯以后，需经半小时后才能再次启动，否则会影响汞灯寿命。

(2)点燃汞灯后不可立即关闭，以免灯内汞蒸发不完全而损坏电极，一般需要等半小时后方可关闭。

(3)荧光观察应在较暗的室内进行，工作环境温度不宜太高。

(4)长时间激发光照射可使荧光衰减或消失，所以应尽量缩短观察时间，暂不观察期间，应遮断激发光的照射。

(5)防止紫外线对眼睛的损害，观察过程应戴上防护眼镜。

(6)荧光显微镜光源寿命有限，建议每次使用1～2小时，最多不超过3小时。

(7)用油镜观察时，应使用无荧光油。

(8)荧光标本一般不能长久保存，若持续长时间照射(尤其是紫外线)易很快褪色，因此如有条件，观察到好的标本应马上先拍照存档，再仔细观察标本。

【实验结果与分析】

口腔上皮细胞经染色后，细胞核内的DNA和细胞质、核仁中的RNA分别被激发产生绿色和红色两种荧光。

【思考与练习】

在医学领域，荧光显微镜的用途有哪些?

实验三　细胞形态结构的观察

【目的与要求】

(1)掌握真核细胞的基本形态结构。

(2)熟悉制作细胞临时制备玻片标本的方法。

(3)了解生物绘图法。

【实验原理】

细胞是构成生物体的基本结构和功能单位,不同细胞的大小各不相同,通常与其功能相适应,细胞的形态同样也具有多样性,通常与细胞在机体中所处的位置及功能有关。对细胞进行染色,在显微镜下可以清晰地观察到细胞的结构。对细胞形态结构的观察有助于认识细胞的生命活动和生理状态。

【实验用品】

1. 实验材料

小鼠、肝细胞、蟾蜍、人口腔上皮细胞、骨骼肌细胞、人外周血、小鼠精子等。

2. 实验器材

载玻片、盖玻片、解剖器械、采血针、烧杯、普通光学显微镜、擦镜纸、吸水纸等。

3. 实验试剂

1%碘液、1%甲苯胺蓝染液、瑞氏-吉姆萨 A 液(主要成分为瑞氏染料和吉姆萨染料)、瑞氏-吉姆萨 B 液(主要成分为磷酸盐)、Ringer 液(分别称取 NaCl 8.05 g、KCl 0.42 g、$CaCl_2$ 0.18 g,溶于 100 mL 蒸馏水中)、70%乙醇或碘伏溶液、生理盐水等。

【实验内容与方法】

1. 口腔上皮细胞涂片标本的制备与观察

(1)用牙签刮取口腔上皮细胞,按一定方向薄而均匀地涂在洁净的载玻片上。

(2)滴加 1 滴甲苯胺蓝染液(或碘液),染色 5 分钟左右,盖上盖玻片,吸去多余的染液。

(3)在普通光学显微镜下观察自制的口腔黏膜上皮细胞标本,观察时先用低倍镜找到清晰的黏膜上皮细胞,然后选择分散分布、轮廓清晰的上皮细胞并将其移至视野中央,转换高倍镜仔细观察细胞的形态结构。用甲苯胺蓝染色的口腔黏膜上皮细胞呈淡蓝色,用碘液染色的口腔黏膜上皮细胞呈黄色。在高倍镜下可观察到口腔黏膜上皮细胞呈扁平椭圆状，成群或分散分布，细胞外有一薄层细胞膜包裹，细胞核位于细胞中央，为扁圆形，呈深蓝色（甲苯胺蓝染色）或深黄色（碘染色），细胞质被染成浅蓝色或浅黄色。

2. 血细胞涂片标本的制备与观察

(1)用 70%乙醇或碘伏消毒指腹，采血，挤出第二滴血，将其置于载玻片右端约 1/4处。

(2)左手持载玻片，右手另取一张边缘光滑的载玻片作为推片，斜置于血滴的前缘，先向后稍移动，轻轻触及血滴，血滴便沿推片载玻片的接触处散开，然后使推片与载玻片以 30°～45°角平稳向前推出，使玻片上留下薄而均匀的血膜。

(3)血涂片制好后，可在空气中晃动，使血膜快速干燥，以免血细胞皱缩。

(4)待涂片晾干后，平放在染色架上，加 2～3 滴适量瑞氏-吉姆萨 A 液，使染液覆盖全部血膜；固定 1 分钟后，向染液中加入等量的瑞氏-吉姆萨 B 液，继续染色 3～10 分钟。

(5)用蒸馏水轻轻冲去玻片上的染液，用吸水纸将其吸干。

(6)将染色后的血涂片标本置于普通光学显微镜下观察，先用低倍镜观察整个血涂片，选择细胞均匀分布、较少重叠、有核细胞较多的区域，然后转换至高倍镜下，仔细观察红细胞和白细胞。人血涂片上红细胞数量最多，体积小而圆、均匀分布，呈红色的圆盘状，边缘厚且着色较深，中央薄且着色较浅，无细胞核、细胞器，细胞质内充满血红蛋白。白细胞数量较红细胞数量少，但胞体大，细胞核明显，极易与红细胞区别开。中性粒细胞是白细胞中较多的一种，占白细胞总数的 50%～70%，体积比红细胞大，主要的特征是细胞质中的特殊颗粒细小，分布均匀，呈淡紫红色；细胞核呈深紫红色，一般分为 3～5 叶，叶间以染色细丝相连；核分叶的多少与该细胞的年龄有关，如核为杆状，则为中性粒细胞的幼稚型。嗜酸性粒细胞比中性粒细胞略大，数量少，约占 7%以下；细胞核常分为两叶，呈紫蓝色；主要特点是细胞质内充满粗大、圆形的颗粒，着色鲜红或橘红。嗜碱性粒细胞数量很少，约占 1%以下，在一般血涂片上不易找到，体积比上述两种白细胞稍小；细胞质中分散着许多大小不一的深紫蓝色颗粒；细胞核形状不定，呈圆形或分叶状，也被染成紫色，但染色略浅，一般都被颗粒遮盖，形状不清。淋巴细胞数量较多，占 20%～40%，可见中、小型淋巴细胞。小淋巴细胞最多，略大于红细胞；细胞核大而圆，几乎占据整个细胞，被染成深蓝紫色；细胞质极少，仅在核的一侧出现一线状天蓝色或淡蓝色的细胞质。中淋巴细胞比红细胞大，细胞质较小淋巴细胞的稍多，着色较浅；细胞核呈圆形或卵圆形，位于细胞中部，也被染成深蓝紫色。单核细胞数量少，占 2%～8%，是人血细胞中体积最大的一种，细胞核呈肾形、马蹄形，常在细胞一侧，着色比淋巴细胞浅。

注意事项：①使用人血要注意相应的生物安全问题，要有相应的防护措施以及血滴意外溅出的消毒措施；②涂片应厚薄适宜、细胞分布均匀；③应待血涂片干燥后再进行固定染色，否则细胞吸附不牢，在染色过程中容易脱落；④需要更换标本时，应先将物镜转离载物台，方可取下或放置标本片；⑤水洗时不能先倒掉染液，应用流水冲去，以防止有沉渣沉淀在标本上。

3. 动物脊髓神经细胞标本的制备与观察

(1)取蟾蜍1只,破坏其脑和脊髓,在口裂处剪去头部,除去延脑,剪开椎管,可见乳白色脊髓,取下脊髓,放在平皿内,用Ringer液洗去血液后放在载玻片上,剪碎。

(2)将另一载玻片压在脊髓碎块上,用力挤压。

(3)将上面的载玻片取下,即可得到压片,按压过程中应注意不要使两张玻片移动。

(4)在压片上滴1～2滴甲苯胺蓝染液,染色10分钟,盖上盖玻片,吸去多余的染液。

(5)在显微镜下观察脊髓前角运动神经细胞时,染色较深的小细胞是神经胶质细胞;染成蓝紫色的、大的、有多个突起的细胞是脊髓前角运动神经细胞,胞体呈三角形或星形,中央有1个圆形细胞核,内有1个核仁。

4. 小鼠肝细胞压片标本的制备与观察

(1)剪开小鼠腹腔,切取2～3 mm^2的肝组织,用Ringer液清洗,用镊子轻压,将肝中的血液挤出。

(2)将清洗后的肝组织放在洁净载玻片上剪碎,盖上盖玻片,压片(制片方法同脊髓压片)。

(3)取下盖玻片,滴加1～2滴1%甲苯胺蓝染液,染色10分钟左右,最后盖上盖玻片,并用吸水纸吸去多余染液,即制成一张肝细胞压片。

(4)将肝组织压片放到显微镜下观察,肝细胞的体积比红细胞稍大,紧密排列,细胞被挤成多角形,细胞核被染成深蓝色。

5. 蟾蜍骨骼肌细胞标本的制备与观察

(1)剪开蟾蜍腿部皮肤,剪下一小块肌肉,放在载玻片上。

(2)用镊子和解剖针剥离肌肉块,使之成为肌束,继续剥离,可得到很细的肌纤维(肌细胞)。

(3)尽可能拉直肌纤维。

(4)用碘液染色1分钟左右,加盖玻片。

(5)在普通光学显微镜下观察骨骼肌细胞标本,可见骨骼肌细胞呈纤维状,具有折光不同、明暗相间的横纹,每个横纹肌细胞(肌纤维)具有多个卵圆形的细胞核,分布于细胞的周边。

6. 小鼠精子细胞的观察

(1)取成年雄性小鼠1只,以颈椎脱臼法处死,剖开腹部,取出肾形睾丸,用生理盐水洗去血污。

(2)将洗净后的小鼠睾丸放入25 mL的小烧杯中,用眼科剪尽量将其剪碎,之后加入37 ℃预温的生理盐水1～2 mL,用吸管反复吹打1～2分钟,使尽可能多的精子细胞从曲精细管中游离出来,制成精子悬液。

(3)将悬液静置5分钟,使大的组织块下沉,然后吸取含有游离细胞的上清液,滴加在载玻片上,盖上盖玻片。

(4)将制好的精子细胞玻片置于普通光学显微镜下观察,在低倍镜下可看到精子的头部呈镰刀状，尾部呈细丝状，能进行多种形式的运动。

(5)注意事项：由于精子很细小且未经染色，因此观察时应下降聚光器或调节光圈，使视野变暗，有利于精子的观察。

【实验结果与分析】

普通光学显微镜可以直接用于观察单细胞生物或体外培养细胞，如果观察生物组织样品时，可直接观察，或者先用材料进行固定和包埋(常用的固定剂如甲醛，包埋剂如石蜡等)，再将包埋好的样品切成厚度约 5 μm 的切片，最后进行染色，染料分别与细胞核和细胞质的某些成分特异性地结合，从而改变透射光线的波长，便可清晰地观察到蓝细胞核和细胞质的形态特征。

【思考与练习】

(1)绘制高倍镜下细胞的结构图，并注明各部分的名称。

(2)细胞的形态与功能有哪些联系？

实验四　细胞器的观察

【目的与要求】

(1)掌握普通光学显微镜下线粒体、高尔基复合体和中心体等细胞器的形态与分布。

(2)熟悉不同细胞器的活体染色方法。

(3)了解真核细胞各种细胞器的基本结构。

【实验原理】

在真核细胞中存在着多种具有特殊形态结构和功能的细胞器,如线粒体、高尔基复合体、中心体、微管和微丝等。这些较大的细胞器经过特殊的染色后,在普通光学显微镜下就可被观察到,而较小的细胞器,如溶酶体和核糖体等,只有在电子显微镜下才可被看到。活体染色是应用无毒或毒性较小的染色剂真实地显示活细胞内某些结构而又很少影响细胞生命活动的一种染色方法,因此活体染色技术通常可以用来研究生活状态下的细胞形态结构和细胞的生理、病理状态。例如,詹纳斯绿 B 染料专一性地对线粒体进行活体染色时,其线粒体内膜和嵴膜的细胞色素氧化酶可使詹纳斯绿 B 染料始终处于氧化状态而呈蓝绿色,而在线粒体周围的细胞质中的詹纳斯绿 B 被还原而呈无色。又如,高尔基复合体用硝酸钴固定后,再经硝酸银染粒浸染制成永久切片,由于组成高尔基复合体的物质具有还原银盐的能力,可使其生成棕褐色沉淀,因而能显示出高尔基复合体的形态和位置。

【实验用品】

1. 实验材料

人口腔上皮细胞、小鼠、兔脊神经节切片、马蛔虫子宫切片等。

2. 实验器材

普通光学显微镜、载玻片、盖玻片、吸管、小镊子、解剖针、吸水纸等。

3. 实验试剂

中性红-詹纳斯绿 B 染液、Ringer 液、乙醚乙醇溶液、M -缓冲液、甲醇、丙酮等。

【实验试剂的配制】

(1)中性红-詹纳斯绿 B 染液:具体配制方法如下。甲液:将 3 滴詹纳斯绿 B 饱和水溶液(詹纳斯绿 B 的溶解度为 5.18%)加到 5 mL 无水乙醇中,然后加入 1 mL 中性红

(1∶15000)水溶液(即 10 mg 中性红溶于 150 mL 蒸馏水中),将瓶身用黑纸包好,储存于 4 ℃冰箱内;乙液:在 5 mL 无水乙醇中加入 20～30 滴中性红饱和溶液(中性红的溶解度为 5.64%)。将甲液和乙液混合在一起,即成中性红-詹纳斯绿 B 染液。此混合液的染料不稳定,将会在 24 小时内发生沉淀,所以要临用前配制。

(2)Ringer 液:分别称取 NaCl 8.05 g、KCl 0.42 g、$CaCl_2$ 0.18 g,溶于 100 mL 蒸馏水中,即成。

【实验内容与方法】

(一)线粒体的观察

1. 人口腔黏膜上皮细胞线粒体的活体染色与观察

(1)取一张干净的载玻片,在其中央滴 2 滴中性红-詹纳斯绿 B 染液。

(2)用牙签钝头在口腔颊部黏膜上刮取几下,用力应稍重些,以便得到生命力较旺盛的细胞,然后将刮取物小心地混合于载玻片上的染液中,盖上盖玻片,染色 3～5 分钟(注意染液不可干燥,必要时可滴加)。

(3)用吸水纸吸去多余染液,制成临时玻片标本。

(4)将做好的临时玻片标本先用低倍镜进行观察,找到平展的口腔上皮细胞后,再转高倍镜及油镜进行观察,可见扁平状核周围的细胞质中分布着一些被染成蓝绿色的颗粒状或短棒状的结构,即为线粒体。

2. 鼠肝细胞活体染色显示线粒体

(1)用颈椎脱臼法处死小鼠,立即剖开其腹腔,取出肝脏,切取肝脏边缘较薄的一小块肝组织,立即放入盛有中性红-詹纳斯绿 B 染液的小培养皿内,注意染液不要太多,要使肝组织的上半部分暴露在空气中,而不可使组织块完全淹没,这样细胞内线粒体的酶系可被充分氧化而使线粒体易于着色。染色处理的时间一般为 30 分钟左右,当组织块的边缘被染成蓝绿色时即可。

(2)用两根解剖针从组织块上分离细胞:左手用一根解剖针压住组织块,右手用另一解剖针往一个方向挑取组织块边缘的细胞。

(3)用小吸管将分离下来的细胞吸到载玻片中央的 Ringer 液中,盖上盖玻片,肝细胞临时标本就制备好了。

(4)在油镜上可见肝细胞中的线粒体被染成蓝绿色,呈线条状或颗粒状,在细胞核周围分布较多。在观察时,注意要不断地缓慢来回转动细调焦螺旋,使盖玻片可以上下缓慢地移动,这样可使肝细胞经常得以氧化,从而使线粒体能较好地着色,有利于观察。

(二)高尔基复合体的观察

电镜下所见的高尔基复合体由小囊泡、扁平囊、大囊泡三部分组成,但在普通光学显微镜下所见的却与此截然不同,呈点状或螺旋状。将兔脊神经节切片标本先放置到低倍镜下观察,可见到许多大小不等、被染成黄色的圆形神经节细胞。该细胞中央有一不着色呈空泡状的圆形细胞核，可作为该细胞的标志。选择神经节细胞较多的部位，转换高倍镜或油镜观察，可清晰地看到细胞中央呈圆形、空泡状的细胞核，细胞质中散在许多棕黑色颗粒状或短线状的结构，就是高尔基复合体。

（三）中心体的观察

观察马蛔虫子宫的横切片标本（铁苏木精染色），可见处于分裂中期的马蛔虫卵细胞的两极各有一个染色极深的小黑点，此即中心粒；中心粒周围有一圈明亮的细胞质，即中心球。中心粒和中心球合称为中心体。在中心球的外周有放射光芒的星丝，称为星射线。中心体在一般的间期细胞中不易被观察到，但在细胞进行分裂时却特别明显，容易被观察到。在两中心体之间，可见到由许多微管构成的纺锤体。

【注意事项】

口腔上皮细胞的细胞质中分布着一些被染成蓝绿色的颗粒状或短棒状结构，即为线粒体。肝细胞中的线粒体被染成蓝绿色，呈线条状或颗粒状，在细胞核周围分布较多。

【实验结果与要求】

根据所观察到的内容，绘制普通光学显微镜下线粒体、高尔基复合体、中心体的分布图。

【思考与练习】

细胞内有多种细胞器，为什么用某种方法染色后，却常见某一种细胞器遍布整个细胞内？

实验五　用化学染色法鉴别死细胞与活细胞

【目的与要求】

(1)掌握鉴别死细胞与活细胞的原理及方法。

(2)熟悉细胞培养的有关知识。

(3)了解细胞计数板的使用方法。

【实验原理】

鉴别死细胞与活细胞的方法有很多种,常用的有台盼蓝染色法和仪器分析法。染色法是常用的死细胞与活细胞鉴定方法,简便,易于操作。染色法可分为化学染色法和荧光染色法,根据染色机制的不同,染料或使死细胞着色,或使活细胞着色。死细胞和活细胞在生理功能和性质上的差异主要表现为细胞膜通透性的差异,常用的以台盼蓝染色鉴别死细胞与活细胞的方法就是利用了这一性质。台盼蓝是一种阴离子型染料,不能透过完整的细胞膜,所以经台盼蓝染色后只能使死细胞着色,而活细胞不被着色。甲基蓝、苯胺黑、赤藓红 B 等染色法有类似的染色机制。

【实验用品】

1. 实验材料

培养细胞悬液。

2. 实验器材

普通光学显微镜、吸管、载玻片等。

3. 实验试剂

1%台盼蓝溶液(用 Hanks 溶液配制)、0.05%苯胺黑染液(用 Hanks 溶液配制)、0.02%赤藓红 B 染液(用 PBS 缓冲液或 Hanks 液配制)、0.15%伊红 Y 染液(用生理盐水配制)、Hanks 液、胰蛋白酶、PBS 缓冲液等。

【实验内容与方法】

1. 台盼蓝法

(1)用 Hanks 液配制 0.4%台盼蓝染液。

(2)用 0.5%胰蛋白酶与 0.2%乙二胺四乙酸(EDTA)的 1∶1 混合液来消化培养的贴壁细胞,再加入适量 Hanks 液制成细胞悬液。

(3)取0.5 mL细胞悬液,放入干净的试管中,加入0.5 mL台盼蓝染液,混合2分钟后,立即制成临时装片。

(4)在显微镜下观察,死细胞被染成蓝色,活细胞不着色;利用细胞计数板,统计观察到的死细胞数和活细胞数,并计算细胞活力[细胞活力=(细胞总数－死细胞数)÷细胞总数×100%]。

2. 苯胺黑法

(1)取1 mL细胞悬液,放入干净的试管中,加入约0.1 mL(1～2滴)苯胺黑染液,混合1～2分钟,立即制成临时装片。

(2)在显微镜下观察,死细胞被染成黑色,活细胞不着色;统计观察到的死细胞数和活细胞数,并计算细胞活力。

3. 赤藓红B法

(1)先用PBS缓冲液或Hanks液洗涤培养细胞,以除去血清;再取适量细胞悬液,与0.02%赤藓红B染液混合,2小时内制成临时装片。

(2)在显微镜下观察,死细胞被染成红色,活细胞不着色;统计观察到的死细胞数和活细胞数,并计算细胞活力。

4. 伊红Y法

(1)将细胞悬液与0.15%伊红Y染液混合,2分钟后制成临时装片。

(2)在显微镜下观察,死细胞被染成桃红色,活细胞不着色;统计观察到的死细胞数和活细胞数,并计算细胞活力。

【实验结果与分析】

(1)台盼蓝法:在显微镜下观察,死细胞被染成蓝色,活细胞不着色。

(2)苯胺黑法:在显微镜下观察,死细胞被染成黑色,活细胞不着色。

(3)赤藓红B法:在显微镜下观察,死细胞被染成红色,活细胞不着色。

(4)伊红Y法:在显微镜下观察,死细胞被染成桃红色,活细胞不着色。

【注意事项】

台盼蓝染色时间不要过长,否则活细胞也会逐渐积累染料而被染上颜色,使统计结果偏低。

【思考与练习】

细胞活力检测有何用途?

实验六　用荧光染色法鉴别死细胞与活细胞

【目的与要求】

(1)掌握用荧光染色法鉴别死细胞与活细胞的原理及方法。

(2)熟悉细胞培养的有关知识。

(3)了解使用细胞计数板的方法。

【实验原理】

二苯甲酰胺荧光染料(Hoechst 33258)是一种可以穿透细胞膜的蓝色荧光染料,对细胞的毒性较低。Hoechst 33258 为特异性 DNA 染料,可与 A—T 键结合,对死细胞或经70%冷乙醇固定的细胞可立即染色,而活细胞的着色是渐进性的,在 10 分钟内可达饱和。在荧光显微镜下,活细胞核呈弥散均匀荧光,出现细胞凋亡时,细胞核或细胞质内可见浓染致密的颗粒块状荧光。二乙酸荧光素(FDA)是一种常用的培养细胞以原生质体的生活力鉴定染料,其染色机制也利用了死细胞和活细胞在代谢上的差异。FDA 本身不产生荧光,也无极性,能自由渗透出入完整的细胞膜,当 FDA 进入活细胞后,被细胞内的脂酶分解,可生成有极性的、能产生荧光的荧光素,该物质不能自由透过活的细胞膜,积累在细胞内,因而使有活力的细胞产生绿色荧光;而无活力的细胞因不能使 FDA 分解,故无法产生荧光。

【实验用品】

1. 实验材料

培养细胞悬液。

2. 实验器材

荧光显微镜、离心机、吸管、载玻片、盖玻片、超净台、计数板等。

3. 实验试剂

Hoechst 33258 染液、FDA 染液、凋亡诱导剂(根据情况自定)、固定液(4%甲醛或多聚甲醛)、PBS 缓冲液、消化液(0.02% EDTA)等。

【实验内容与方法】

1. Hoechst 33258 荧光染色法

(1)由于 Hoechst 33258 溶于水时的溶解度可达 10 mg/mL,因此可配制成 10 mg/mL

的母液，于 4 ℃避光保存(推荐的 Hoechst 33258 工作液浓度为 0.5～10 μg/mL)。

(2)培养细胞，诱导凋亡(在超净台上进行)。

(3)收集细胞，先用滴管轻轻吹打，收集已脱落的细胞至离心管，再加入适量的 0.02% EDTA(3～4 mL)，消化未脱壁细胞，并收集至上述离心管，以 3000 r/min 离心 5 分钟，弃去上清液(将悬浮细胞直接收集)。

(4)用 PBS 缓冲液(37 ℃)漂洗悬浮细胞。

(5)用固定液(4 ℃)固定 5 分钟，再以 1500～3000 r/min 离心 5 分钟，弃去上清液。

(6)用 PBS 缓冲液(37 ℃)洗 2 遍，每次 3 分钟，洗涤期间需手动晃动离心管；再以 1500～3000 r/min 离心 5 分钟，弃去上清液。

(7)调整细胞数至(0.5～2.0)×10^6/mL。

(8)取 100 μL 细胞悬液，加入 1 μL Hoechst 33258 染液，染色 3～5 分钟。

(9)吸除 Hoechst 33258 染液，用 PBS 缓冲液(37 ℃)洗涤 2 次或 3 次，每次 3～5 分钟。

(10)将 10 μL 染色的悬浮细胞涂于载玻片上，加盖玻片，尽量避免气泡产生。

(11)于荧光显微镜下观察：开启电源开关，当电压表的指针稳定在 220 V 时，再进行以下操作。①启动高压汞灯：按启动键，汞灯即可燃亮(若尚未燃亮，可多按几次，直至燃亮)，经 10 分钟左右，待汞灯达到稳定状态后再进行操作。②移开光帘(向右拉)，使光线进入光路。③调中光轴：将灯前镜摆出光路；选用效果最好的滤片组的 2、3、4 中的任一种；放一张制作好的载玻片标本于载物台上，选低倍物镜，调焦成像；关小视场光圈，调凸镜调节杆到光圈左标本平面上成像；调节聚光器调中钮，直至光圈图像居中。④恢复光圈到与视野等大。⑤调中光源：将灯前镜摆入光路；拨动灯前镜调焦杆，使灯影光斑清晰；调节灯泡调中钮，使灯影光斑居中；调节反光镜调中钮，使反光镜光斑居中；将灯前镜摆出光路。经过上述操作后，即可正常使用荧光显微镜进行观察(激发波长为 352 nm 左右，最大发射波长为 461 nm 左右)。

(12)使用 Hoechst 33258 染液染色：细胞核呈蓝色；凋亡细胞的核染色质凝聚且边缘化或玻璃化，并可呈现 DNA 荧光碎片。

2. FDA 荧光染色法

(1)用二甲基亚砜(DMSO)配制 10 mmol/L 的 FDA 储存液，分装，于－20 ℃避光保存(有效期至少为 2 个月)。使用前，将 FDA 储存液稀释成 1～20 μmol/L 的染色工作液(进行漩涡混匀)。

(2)离心收集待测细胞，并调整得到(2～10)×10^5 个细胞/管。

(3)用 500 μL 染色工作液重悬细胞，于室温或 37 ℃避光孵育 15～30 分钟。

(4)吸掉染色工作液，先用 PBS 缓冲液清洗细胞，再用 500 μL 预热的培养基重悬细胞，使其密度达到(2～10)×10^5 个细胞/管。

(5)在荧光显微镜下监测细胞荧光变化(激发波长为 490 nm 左右，最大发射波长为 526 nm 左右)，生命力强的细胞能发出强烈的绿色荧光，生活力弱的细胞发出的荧光较弱，死亡细胞则无荧光。统计观察到的死细胞数和活细胞数，并计算出细胞活力。

【注意事项】

(1)Hoechst 33258染液应4 ℃避光保存。

(2)荧光染料都存在淬灭的问题，为减缓荧光淬灭，可以使用抗荧光衰减封片剂，建议染色后尽量当天完成检测，活细胞染色后应立即观察。

(3)Hoechst 33258对人体有一定刺激性，请注意适当防护。

【实验结果与分析】

(1)Hoechst 33258荧光染色法：细胞核呈蓝色，凋亡细胞的核染色质凝聚且边缘化，或玻璃化，并可呈现DNA荧光碎片。

(2)在荧光显微镜下，经FDA染色的活细胞能发出绿色荧光，死亡细胞则无荧光。FDA可能与碘化丙啶共染色。因死细胞能摄取碘化丙啶，故细胞被染成红色；活细胞不能摄取碘化丙啶，故只能被染成绿色。这一双色分离死细胞和活细胞的方法与单色染色方法相比，提供了一种相对更精确的活细胞定量分析方法。

【思考与练习】

细胞悬液染色不均及模糊不清的原因是什么?

实验七　细胞膜通透性实验

【目的与要求】

(1)掌握细胞膜通透性实验的原理及方法。

(2)熟悉分子量、脂溶性大小、电解质和非电解质对细胞膜通透性的影响。

(3)了解溶血现象及其发生机制。

【实验原理】

细胞膜是细胞与外环境进行物质交换的屏障,是一种半透膜,可选择性地允许物质进出细胞。若将红细胞置于低渗溶液中,由于细胞内的溶质浓度高于细胞外,因此液体很快进入细胞内,使细胞膜胀破,血红蛋白逸出,即发生溶血。若将红细胞置于各种等渗溶液中,红细胞膜对各种溶质分子的通透性不同,有的溶质分子可透入,有的则不能透入,即使能透入,速度也各有差异。当易透入的溶质分子进入红细胞,随胞内溶质分子浓度增加,导致水分摄入,红细胞膨胀,细胞膜最终破裂,出现溶血。此时,光线较容易通过溶液,原为不透明的红细胞悬液突然变成红色透明的血红蛋白溶液,溶质透入的速度不同,溶血时间也不同。因此,可通过测量溶血时间来估计细胞膜对各种物质通透性的大小。

【实验用品】

1. 实验材料

兔血。

2. 实验器材

移液器、50 mL烧杯、小试管、试管架、标签、吸水纸等。

3. 实验试剂

生理盐水、葡萄糖溶液、0.17 mol/L氯化铵溶液、0.17 mol/L醋酸铵溶液、0.17 mol/L硝酸钠溶液、0.12 mol/L草酸铵溶液、0.12 mol/L硫酸钠溶液、0.32 mol/L甘油、0.32 mol/L乙醇、肝素、蒸馏水等。

【实验内容与方法】

(1)制备10%红细胞悬液:把一份动物血液和10份生理盐水加入50 mL烧杯中,即成稀释的红细胞悬液,轻轻振摇一下盛有制备好的血红细胞悬液的试管,观察悬液的特点，为一种不透明的红色液体。

(2)溶血实验：观察红细胞在低渗溶液中发生的溶血现象，在1支试管中加入0.3 mL红细胞悬液，再加入3 mL蒸馏水，轻轻摇匀，注意观察溶液颜色的变化，可见溶液由不透明的红色(隔着它不能看到试管后面纸上的字)变成红色澄清液(此时可清楚看到纸上的字)，即已发生溶血，记录好时间。

(3)红细胞的渗透性：取10支小试管，分别加入3 mL不同的等渗溶液，做好标记后，分别加入0.3 mL红细胞悬液，轻轻振荡，仔细观察是否发生溶血，并记录发生溶血的时间。

【注意事项】

(1)溶血现象的识别以能够清楚地透过溶液看到溶液后方纸上的字迹为准。

(2)因分子量大小对膜通透性有影响，可将溶血时间延长至15分钟，故15分钟后仍然不溶，即可判断为不溶血。

(3)注意同组实验过程的同步性，尤其是滴加血液的操作要迅速。

(4)试管中滴加了红细胞和测试溶液后，不要强力摇晃，以免造成人为因素所致的红细胞破裂。

(5)试管要根据实验所要装的溶液种类来编号，吸管也要对应编号，切勿混淆，以保证实验结果的准确性。

【实验结果与分析】

将不同等渗溶液下的溶血现象列表并进行分析(是否发生溶血，以及溶血发生的时间、原因)，依据下列情况进行观察并记录各试管中发生溶血的情况(表1-1)。

表1-1　红细胞膜通透性的观察

编号	溶液种类	是否溶血	所需时间	结果分析
1	生理盐水			
2	葡萄糖溶液			
3	0.17 mol/L 氯化铵溶液			
4	0.17 mol/L 醋酸铵溶液			
5	0.17 mol/L 硝酸钠溶液			
6	0.12 mol/L 草酸铵溶液			
7	0.12 mol/L 硫酸钠溶液			
8	0.32 mol/L 甘油			
9	0.32 mol/L 乙醇			
10	蒸馏水			

管内液体分为两层，上层浅黄色透明；下层红色不透明，为不溶血。镜下观察时，红

细胞完好，呈双凹盘状；如果试管内液体混浊、上层带红色者，即不完全溶血，镜下观察时有部分红细胞呈碎片状；如果试管内液体变红且透明，即完全溶血，镜下观察时可发现细胞全部呈碎片状。

【思考与练习】

脂溶性与水溶性、小分子与大分子、极性与非极性、带电荷与不带电荷等物质相比，哪一种更容易透过细胞膜？

实验八　细胞的凝集反应

【目的与要求】

(1)熟悉研究细胞凝集反应的方法。

(2)了解细胞膜的表面结构及血细胞凝集的原理。

【实验原理】

细胞膜是双层脂镶嵌蛋白质结构,脂和蛋白质又能与糖分子结合为细胞表面的分支状糖外被。目前认为,细胞间的联系、细胞的生长和分化、免疫反应和肿瘤发生都与细胞表面的分支状糖分子有关。细胞凝集是指细胞彼此聚集在一起,成为一簇不规则的细胞团。凝集素是一类含糖的(少数例外)并能与糖专一结合的蛋白质,如植物凝血素、伴刀豆凝集素和土豆凝集素等,具有凝集细胞核、刺激细胞分裂的作用。凝集素可使细胞凝集是由于它与细胞表面的糖分子连接,在细胞间形成“桥”的结果,加入与凝集素互补的糖,可以抑制细胞的凝集。凝集素不是来源或参与免疫反应的产物,它们具有的某些“亲和”特性能被免疫细胞化学技术方法所应用。血型鉴别试验也是凝集反应的一种。

【实验用品】

1. 实验材料

兔子、土豆块茎。

2. 实验器材

普通光学显微镜、天平、载玻片、移液器、离心管、试管架、标签等。

3. 实验试剂

PBS 缓冲液(称取 NaCl 7.2 g、Na_2HPO_4 0.43 g,加蒸馏水定容至 1000 mL,调节 pH 值为 7.2)。

【实验内容与方法】

(1)称取土豆去皮块茎 2 g,加 10 mL PBS 缓冲液,浸泡 2 小时(浸出的粗提液中含有可溶性土豆凝集素)。

(2)以无菌方法抽取兔静脉血液(加抗凝剂),加生理盐水 3 mL,以 1000 r/min 离心 5 分钟,重复 3 次离心,最后按压积红细胞体积用生理盐水配成 1%红细胞悬液。

(3)分别用滴管吸取土豆凝集素和 1%红细胞悬液各 1 滴,置双凹片左孔内,充分混匀。

(4)同时分别用滴管吸取 PBS 缓冲液和 1%红细胞悬液各 1 滴，置双凹片右孔内，充分混匀，做对照实验。

(5)摇晃 5～10 分钟后，观察有无发生细胞凝集，并置显微镜下观察。

【注意事项】

(1)本次实验前应了解本次实验只能用低倍物镜观察，用高倍物镜可能会弄脏镜头。

(2)实验前，可用手摸双凹片，以确认正反面。

(3)实验中摇晃双凹片时，应注意手法，不可使液体摇出凹陷处。

(4)摇晃过程中可能出现 PBS 缓冲液一端的血细胞集中至中央，这并不是因为此处的血细胞发生凝集，而是摇晃手法的问题。

(5)在实验进行一段时间后，要随时在双凹片的两端滴加 PBS 缓冲液，以免实验过程中双凹片凹陷处水分蒸发，观察不到实验现象。

【实验结果与分析】

在振荡数分钟后，会出现细胞凝集现象，中间凝结成血块，周围较澄清，边缘为干涸的红细胞凝结成的颗粒附着在玻片上。在低倍镜(4×)下观察，可以看到红细胞凝结成块状，周围液体近乎透明，说明红细胞发生了凝集；在振荡了之后，红细胞并没有聚集成颗粒状，只是由于向心力作用而聚拢在一起，呈透明凝胶状，在低倍镜(4×)下观察，可见到均匀的透明液体，没有红细胞凝结而成的颗粒。如果红细胞并没有如预期那般在中央凝结成大血块，而周围近乎透明，分析其原因，可能为：①在滴加土豆凝集素时没有加入半滴，而是加入了 1 滴，反而导致了细胞凝集效果下降。②在晃动过程中速度过慢，且晃晃停停，导致红细胞凝结成的颗粒状在玻片上凝固。③血浆浓度的影响(血浆浓度不合适，导致细胞凝集作用减弱)。

【思考与练习】

如何判断细胞是否凝集?

实验九　细胞中 DNA 和 RNA 的显示

【目的与要求】

(1)掌握显示细胞内 DNA 和 RNA 的方法。

(2)熟悉细胞内 DNA 和 RNA 的分布位置。

(3)了解甲基绿、派洛宁显示细胞内 DNA 和 RNA 的原理。

【实验原理】

DNA 是细胞的重要生命物质，决定着生物体的遗传性状。RNA 在生命活动中同样具有重要作用，目前认为它和蛋白质共同负责基因的表达及其调控。在真核细胞中，DNA 主要存在于细胞核中；而 RNA 在细胞核内合成，然后转移至细胞质，指导蛋白质的翻译过程。DNA 以双螺旋空间结构形式存在，而 RNA 通常呈单链形式，局部可形成二级或三级结构。

Brachet 反应即利用了 DNA 和 RNA 这种结构上的差异，采用不同的染料同时显示两者在细胞中的分布情况。核酸呈酸性，对于碱性染料派洛宁、甲基绿具有亲和力，利用这两种染料的混合液处理细胞，可使其中的 DNA 和 RNA 呈现出不同的颜色。甲基绿分子上有两个相对的正电荷，它与聚合程度较高的 DNA 分子有较强的亲和力，可使 DNA 分子呈蓝绿色；而派洛宁分子中仅有一个正电荷，可与低聚分子 RNA 相结合，使其呈红色。这样，细胞中的 DNA 和 RNA 可被区别开来。

【实验用品】

1. 实验材料

牛蛙、HeLa 细胞。

2. 实验器材

普通光学显微镜、载玻片、盖玻片、采血管、剪刀、镊子、解剖针、染色缸、染色架、吸水滤纸等。

3. 实验试剂

70%乙醇、甲基绿-派洛宁混合染液、Carnoy 固定液(甲醇∶冰醋酸＝3∶1)、丙酮、PBS 缓冲液、二甲苯等。

【实验内容与方法】

1. 牛蛙红细胞染色

(1)取 1 只活牛蛙,处死,打开胸腔,从心脏取出一小滴血,滴于载玻片一端,另一张载玻片的一端浸在血滴内,待血沿边缘展开后,以 45°角均匀用力迅速向前推,使血液在载玻片上形成均匀的薄层血膜,用显微镜观察。

(2)另外制作一张血涂片,在 70%乙醇中固定 5～10 分钟。待血涂片干后,在甲基绿-派洛宁混合染液中染色 20 分钟,再用蒸馏水洗去多余的染液,用吸水纸吸去多余的水分,但血膜处不可吸得过干。将涂片浸在丙酮中进行分化约 1 分钟,观察。

(3)用高倍镜进行观察,可看见核仁和细胞质被染成红色,细胞核被染成蓝绿色。

2. HeLa 细胞染色

(1)将培养的 HeLa 细胞接种于盖玻片,24～48 小时后生长为单层。

(2)取细胞盖玻片 1 张,用 PBS 缓冲液(pH 值为 7.2)漂洗 3 次,再用吸水滤纸吸去液体。

(3)放入 Carnoy 固定液中固定 30 分钟。

(4)向盖玻片滴加甲基绿-派洛宁混合染液,染色 30 分钟。

(5)用蒸馏水轻轻漂洗 2 次或 3 次(每次 2～3 秒),再用吸水滤纸吸去多余水分。

(6)将盖玻片浸入丙酮中分色 2～3 秒。

(7)将盖玻片浸入丙酮-二甲苯(1∶1)中 5 秒。

(8)将盖玻片浸入二甲苯中透明 5 分钟。

(9)滴 1 滴中性树胶于载玻片上,将盖玻片细胞面朝下封片。

(10)镜下观察。

【注意事项】

本实验的关键是使细胞中的 DNA 和 RNA 同时呈现不同的颜色,这与操作过程和试剂的使用密切相关,需要特别注意的是:①派洛宁易溶于水,在用蒸馏水漂洗盖玻片时要严格控制时间,并注意观察颜色变化,防止过度脱色。②丙酮在本实验中起分色作用,目的是使两种颜色均能清晰显示,分色效果主要受时间影响,染色试剂的批次、细胞的种类和状态的不同,需要的分色时间通常会有差别,在实际操作时,可先以短时间进行预试,或预设不同时间进行实验,把握好这一环节,通常可以得到较好的结果。

【实验结果与分析】

DNA 主要分布于细胞核中,RNA 主要分布于核仁及细胞质中,因此,经甲基绿-派洛宁混合染液染色后,细胞质被染成红色,细胞核被染成蓝绿色,其中的核仁被染成紫红色。

【思考与练习】

细胞中 DNA 和 RNA 的分布位置有哪些?

实验十　细胞中过氧化物酶的显示

【目的与要求】

(1)掌握过氧化物酶的细胞化学染色方法。

(2)了解酶的细胞化学反应原理。

【实验原理】

过氧化物酶是肝、肾、中性粒细胞及小肠黏膜上皮细胞中丰富存在的酶类,较多存在于细胞的过氧化物酶体中,参与细胞的各种氧化反应,能把许多胺类氧化为有色化合物。用联苯胺处理标本,细胞内的过氧化物酶能把联苯胺氧化为蓝色的联苯胺蓝,进而变为棕色产物,因而可以根据颜色反应来判定过氧化物酶的有无或多少。

【实验用品】

1. 实验材料

小鼠。

2. 实验器材

解剖器材、蜡盘、普通光学显微镜、染色缸、载玻片、盖玻片、注射器、吸水滤纸等。

3. 实验试剂

联苯胺混合液、0.5%硫酸铜溶液、1%番红溶液、中性树胶、PBS 缓冲液等。

【实验试剂的配制】

(1)0.5%硫酸铜溶液:硫酸铜 0.5 g,用蒸馏水加至 100 mL。

(2)联苯胺混合液:联苯胺 0.2 g,95%乙醇 100 mL,3%过氧化氢 2 滴。此混合液临用时配制。

(3)1%番红溶液:番红 1.0 g,用蒸馏水加至 100 mL。

【实验内容与方法】

(1)取小鼠 1 只,以颈椎脱位法将其处死,迅速剖开其后肢,暴露出股骨;将股骨一端斜向剪断,用 PBS 缓冲液湿润过的注射器针头吸出骨髓 1 滴,滴到载玻片上(必要时可滴加 1 滴 PBS 缓冲液进行稀释)。

(2)推片,于室温下晾干。

(3)将涂片放入0.5%硫酸铜溶液中浸30～60秒。

(4)取出涂片，直接放入联苯胺混合液中反应6分钟。

(5)用流水冲洗，放入1%番红溶液中复染2分钟。

(6)用流水冲洗，于室温下晾干。

(7)直接在显微镜下进行观察，或滴1滴中性树胶，加盖玻片进行封片观察。

【注意事项】

本实验中的联苯胺混合液由于在空气中极易被氧化而呈现棕色，降低染色效果，因此，该溶液应现用现配，在操作过程中也应注意减少与空气的接触时间。

【实验结果与分析】

涂片可见一些细胞中存在着蓝色或棕色颗粒，此即过氧化物酶所在的位置。

【思考与练习】

过氧化物酶体中酶的种类有哪些？

实验十一　细胞中碱性蛋白的显示

【目的与要求】

(1)熟悉细胞内碱性蛋白化学反应染色的一般原理及方法。

(2)了解蟾蜍红细胞内碱性蛋白在细胞中的分布。

【实验原理】

不同的氨基酸带有不同化学性质的侧链基团(有的带有碱性侧链,有的带有酸性侧链),使由氨基酸组成的不同蛋白质拥有不同数目的碱性基团和酸性基团,这些基团会使蛋白质在不同的 pH 溶液中带有不同的净电荷。例如,在生理条件下,整个蛋白质所带负电荷多,则为酸性蛋白质;带正电荷多,则为碱性蛋白质。因此,可将标本用酸处理提取出核酸后,用带负电荷的碱性染液固绿(pH 值为 8.2～8.5)染色,使在此 pH 环境中带正电荷的碱性蛋白被显示出来。

细胞中含量最为丰富的碱性蛋白是组蛋白,组蛋白与 DNA 紧密包裹形成的复合物称为染色质,它作为遗传信息的储存载体,存在于真核细胞的细胞核中。组蛋白合成于细胞周期 S 期的细胞质中,合成后迅速由核孔转运进入细胞核中,完成与 DNA 的组装,因此,细胞中显示的碱性蛋白质较多存在于细胞核中。

【实验用品】

1. 实验材料

蟾蜍。

2. 实验器材

普通光学显微镜、恒温水浴箱、解剖器材、蜡盘、染色缸、载玻片、盖玻片、吸管、吸水滤纸等。

3. 实验试剂

5%三氯乙酸、0.1%碱性固绿染液、70%乙醇等。

【实验试剂的配制】

0.1%碱性固绿染液的配制:0.1%固绿溶液(固绿 0.1 g,加蒸馏水 100 mL),0.05% Na_2CO_3溶液(Na_2CO_3 50 mg,加蒸馏水 100 mL),两液按 1∶1 体积混合即可。

【实验内容与方法】

(1)取1只蟾蜍,以毁髓法处死,将其腹面朝上,固定于蛙板上,剪开胸腔,打开心包;将心脏剪一小口,取心脏血1滴,滴于载玻片的一端,推片,于室温下晾干。

(2)将涂片浸入70%乙醇中固定5分钟,于室温下晾干。

(3)浸入5%三氯乙酸中,60 ℃水浴30分钟。

(4)用流水充分冲洗,去除三氯乙酸,再用滤纸吸去残留水分。

(5)浸入0.1%碱性固绿染液中染色15分钟。

(6)用流水冲洗,于室温下晾干。

(7)直接在显微镜下进行观察,或滴入1滴中性树胶,加盖玻片进行封片观察。

【注意事项】

经三氯乙酸作用后的涂片一定要用流水充分、彻底冲洗,以免干扰固绿的颜色。

【实验结果与分析】

细胞中典型的碱性蛋白为参与染色体包装的组蛋白。组蛋白主要存在于细胞核中,因此细胞经固绿染色后,细胞质、核仁不着色,细胞核大部分被染成绿色。

【思考与练习】

为什么本实验要选择蟾蜍的血细胞进行观察,用其他动物的血细胞可以吗?

实验十二　一氧化氮合酶的组化显示

【目的与要求】

(1)熟悉细胞内一氧化氮合酶化学反应染色的一般原理及方法。

(2)了解大鼠脑组织细胞内一氧化氮合酶的分布。

【实验原理】

细胞中的左旋精氨酸和氧在一氧化氮合酶(NOS)的作用下可生成一氧化氮和瓜氨酸。还原型辅酶Ⅱ(还原型烟酰胺腺嘌呤二核苷酸磷酸,NADPH)是 NOS 的辅酶,可以将孵育液中的底物脱氢,然后将氢传递给硝基四氮唑蓝(NBT),使后者还原成蓝黑色沉淀,此即 NADPH 所在的部位,也可代表 NOS 所在的部位。

【实验用品】

1. 实验材料

大鼠。

2. 实验器材

普通光学显微镜、解剖器材、灌注器材、冰冻切片机、湿盒、恒温箱、冰箱、染色缸、载玻片、盖玻片、24 孔板、毛笔等。

3. 实验试剂

孵育液(NADPH、NBT)、0.1 mol/L 磷酸缓冲液(PB)、1% Triton X-100、3% Triton X-100、1%中性红、梯度乙醇、0.01 mol/L PBS 缓冲液、4%多聚甲醛溶液、30%蔗糖、中性树胶等。

【实验试剂的配制】

(1)0.1 mol/L PB:NaH_2PO_4 3 g,Na_2HPO_4 29 g,加少量蒸馏水,调节溶液 pH 值为 7.2～7.4,最后定容至 1000 mL。

(2)1%Triton X-100:Triton X-100 1 mL,0.1 mol/L PB(pH 值为 7.4)99 mL。

(3)3% Triton X-100:Triton X-100 3 mL,0.1 mol/L PB(pH 值为 7.4)97 mL。

(4)孵育液:还原型 NADPH 3 mg,NBT 2.4 mg,0.1 mol/L PB(pH 值为 7.4)2 mL,1% Triton X-100(pH 为 7.4)1 mL。

(5)1%中性红水溶液:中性红 1.0 g,蒸馏水 100 mL。

【实验内容与方法】

1. 脑组织冰冻切片

(1)将大鼠常规灌注固定，取脑组织块，浸30%蔗糖后行冰冻切片(片厚40 μm)。

(2)将切片浸入0.1 mol/L PB中漂洗10分钟，重复3次。

(3)浸入1% Triton X-100中，室温预浸60分钟。

(4)浸入孵育液中(37 ℃)孵育3小时。

(5)浸入3% Triton X-100中(4 ℃)，过夜。

(6)在0.1 mol/L PB中漂洗5分钟，重复3次。

(7)进行裱片、风干处理，用中性红复染。

(8)进行常规脱水、透明、封片处理，观察。

2. 细胞爬片或甩片

(1)将细胞爬片或甩片用0.1 mol/L PBS缓冲液漂洗5分钟，重复3次。

(2)用4%多聚甲醛溶液固定(室温)30分钟。

(3)用0.1 mol/L PBS缓冲液漂洗10分钟，重复3次。

(4)按上述脑组织冰冻切片步骤(3)～(6)操作。

(5)中性红复染，进行常规脱水、透明、封片处理，观察。

【注意事项】

(1)冰冻切片采用的是漂浮法，有利于孵育液充分进入组织。

(2)Triton X-100可以改善着色效果，降低非特异性背景染色，但Triton X-100预浸时间不能超过2小时，孵育液中Triton X-100浓度不能高于2%，否则会影响着色效果。孵育液中加Triton X-100，防止NBT难溶。

【实验结果与分析】

组织切片、细胞爬片或甩片中可见一些细胞中存在蓝黑色颗粒，即为一氧化氮合酶的存在部位。中性红复染可以显示所有细胞的轮廓，有助于进一步计数阳性细胞率。组织切片观察可见含有NOS的神经元，其染色类似Golgi镀银染色样外观，胞体、神经纤维及纤维终末均可着色。

【思考与练习】

如何运用免疫组化的方法显示NOS?

实验十三　微丝的染色及形态观察

【目的与要求】

(1)掌握微丝的染色方法。

(2)了解普通光学显微镜和电子显微镜下微丝的基本形态结构。

【实验原理】

微丝是肌动蛋白构成的纤维。单根微丝直径约为 7 nm,在光学显微镜下看不到。在不同种类的细胞中,微丝与某些结合蛋白一起形成不同的亚细胞结构,如肌肉细丝、肠上皮微绒毛轴心和应力纤维等。

微丝普遍存在于多种细胞中,对细胞的形状和运动有一定作用。细胞松弛素 B 可与微丝的亚单位肌动蛋白结合,从而破坏微丝,改变细胞的形状。

当用 Triton X－100 溶液处理细胞时,Triton X－100 溶液能够溶解质膜结构中及细胞内许多蛋白质,而细胞骨架中的蛋白质却不被破坏,经固定和考马斯亮蓝(非特异性蛋白质染料)染色后,细胞质背景着色弱,在普通光学显微镜下观察到的主要是由微丝组成的应力纤维。应力纤维由平行排列的微丝组成,体外培养的贴壁细胞应力纤维尤为发达,形态长而直,常与细胞长轴平行,并贯穿细胞全长。

【实验用品】

1. 实验材料

培养成纤维细胞的盖玻片 3 张。

2. 实验器材

倒置显微镜、普通光学显微镜、镊子、小平皿、载玻片、吸水纸、37 ℃恒温箱等。

3. 实验试剂

6 mmol/L PBS 缓冲液(pH 值为 6.5)、1% Triton X－100 溶液、M－缓冲液(pH 值为 7.2)、3%戊二醛固定液、0.2%考马斯亮蓝染液、100 μg/mL 的细胞松弛素 B(CB)、DMEM 培养液等。

【实验试剂的配制】

(1)6 mmol/L PBS 缓冲液(pH 值为 6.5):配制方法如下。A 液:$NaH_2PO_4 \cdot 2H_2O$ 936 mg/1000 mL;B 液:$Na_2HPO_4 \cdot 12H_2O$ 2148 mg/1000 mL。工作液:A 液 68.5 mL+

B液 31.5 mL(用 $NaHCO_3$ 调节 pH 值为 6.5)。

(2)M-缓冲液(pH 值为 7.2):取咪唑 3.40 g、KCl 3.71 g、$MgCl_2 \cdot 6H_2O$ 101.65 mg、EGTA(乙二醇双醚四乙酸)380.35 mg、EDTA(乙二胺四乙酸)29.22 mg、巯基乙醇 0.07 mL、甘油 292 mL,加蒸馏水至 1000 mL(用 1 mol/L HCl 调节 pH 值为 7.2)。

(3)1% Triton X-100 溶液:取 Triton X-100 1 mL,与 M-缓冲液 99 mL 混合。

(4)3%戊二醛固定液:取 25%戊二醛 12 mL,与 6 mmol/L PBS 缓冲液 88 mL 混合。

(5)0.2%考马斯亮蓝染液:取考马斯亮蓝 200 mg、甲醇 46.5 mL、冰醋酸 7 mL,加蒸馏水至 100 mL。

【实验内容与方法】

(1)在平皿中置 3 张成纤维细胞贴壁生长的载玻片,在超净工作台内,将一张载玻片移入另一平皿中继续培养,用作对照。

(2)在有 2 张盖玻片的平皿内加 100 μg/mL 的 CB 4 滴,继续培养半小时。

(3)将用 CB 处理过的 2 张盖玻片取一张做染色处理;另一张用培养液洗 5 次(在平皿内换 5 次培养液,每次都要摇动),继续培养、观察,2 小时后细胞形状恢复,接近正常。

(4)将恢复的盖玻片与第一张没用药物的盖玻片一同做染色处理。

(5)染色处理:①将需染色的盖玻片放入盛有 PBS 缓冲液的平皿内,用吸管轻轻吹洗盖玻片,换液 3 次,每次 3 分钟,洗去培养液。②将盖玻片移入 1% Triton X-100 溶液,置 37 ℃恒温箱内处理 20～30 分钟,以抽提骨架以外的蛋白质,使骨架图像清晰。③立刻将盖玻片移入 M-缓冲液,换洗 3 次,每次 3 分钟(M-缓冲液有稳定细胞骨架的作用)。④将盖玻片移入 3%戊二醛固定液中固定 15 分钟。⑤将盖玻片移入 0.2%考马斯亮蓝染液中,染色 15 分钟,然后小心地用自来水冲洗,在空气中干燥。

(6)在普通光学显微镜下进行观察。

【注意事项】

(1)洗片时要轻柔,以免把细胞从载玻片上洗去。

(2)恢复时间要足够,否则细胞不会恢复到未处理前的状态。

(3)操作中应注意区分细胞盖玻片的正反面。

(4)染色后应冲洗盖玻片背面,避免损伤细胞。

(5)用 Triton X-100 抽提蛋白质时,注意避免因抽提时间长而导致细胞结构的破坏。

【实验结果与分析】

微丝聚集成的应力纤维束被染成蓝色,在没用药物的标本上,成纤维细胞多数有突起,微丝沿突起规则排列;用 CB 处理的标本由于微丝被破坏,突起缩回,多数细胞形状变圆;用药物处理后又洗去药物的标本,由于解除了药物的作用,肌动蛋白重新聚合成微丝，细胞形状恢复正常。

【思考与练习】

(1)比较3种不同情况下细胞中微丝的分布特点。

(2)实验中设计对照组的作用及重要性是什么？

(3)Triton X-100溶液、M-缓冲液、戊二醛固定液及考马斯亮蓝染液在本实验中所起的作用是什么？

实验十四　间接免疫荧光技术显示胞质微管

【目的与要求】

(1)掌握间接免疫荧光技术的操作方法。

(2)熟悉胞质微管的形态。

(3)了解间接免疫荧光技术显示胞质微管的原理。

【实验原理】

微管是真核细胞普遍存在的结构。它是由 α 微管蛋白、β 微管蛋白形成的异二聚体和少量微管结合蛋白聚合而成的中空管状纤维。在不同类型的细胞中,微管具有相同的基本形态。微管中的单管在细胞质内呈网状或束状分布,二联管构成纤毛、鞭毛的周围部分,三联管构成中心粒以及纤毛、鞭毛基体。

观察微管可用电镜和免疫细胞化学技术,其中较常用的为间接免疫荧光法。该实验方法是:先用兔抗微管蛋白的免疫血清(一抗)与体外培养细胞一起温育,该抗体与细胞内微管特异结合,然后用异硫氰酸荧光素(FITC)标记的羊抗兔(IgG)血清(二抗)与一抗温育而结合,从而使微管间接地标上荧光素。在荧光显微镜下,即可看到细胞质内伸展的微管网络。间接免疫荧光法除灵敏度高外,只需要制备一种种属间接荧光抗体,可以适用于多种第一抗体的标记显示,广泛应用于生物大分子的结构定位和形态显示。

【实验用品】

1. 实验材料

体外培养的成纤维细胞。

2. 实验器材

细胞培养设备、倒置显微镜、荧光显微镜、冰箱、微量加样器(100 μL)、振荡器、铝盒、常规实验器材等。

3. 实验试剂

0.01 mol/L PBS 缓冲液(pH 值为 7.2)、PEMP 缓冲液、固定液(3.7%甲醛- PEMD 溶液)、0.5% Triton X - 100/PEMP 溶液、1% Triton X - 100/PBS 缓冲液、兔抗微管蛋白抗体、FITC -羊抗兔抗体、甘油- PBS 缓冲液(9∶1,pH 值为 8.5～9.0)等。

【实验试剂的配制】

(1)0.01 mol/L PBS 缓冲液(pH 值为 7.2):0.2 mol/L Na_2HPO_4 36 mL、0.2 mol/L

NaH_2PO_4 14 mL、NaCl 8.5 g,加双蒸水至 1000 mL。

(2)PEM 缓冲液:由 80 mmol/L PIPES、1 mmol/L EGTA、0.5 mmol/L $MgCl_2$配制而成,用 NaOH 调节 pH 值为 6.9～7.0(先用 8 mol/L NaOH 溶液或固体 NaOH 调节,后用较稀浓度的 NaOH 溶液小心调节)。

(3)PEMD 缓冲液:即含 1% DMSO 的 PEM 溶液。

(4)PEMP 缓冲液:即含 4%聚乙二醇(PEG,Mr=6000)的 PEM 溶液。

(5)固定液:即 3.7%甲醛- PEMD 溶液。

【实验内容与方法】

(1)将成纤维细胞培养在载玻片上。

(2)将长有单层细胞的载玻片投入 PEMP 缓冲液中漂洗。

(3)放在预温到 37 ℃的 0.5% Triton X - 100/PEMP 溶液中,处理 1.5～2 分钟。

(4)用 PEMP 缓冲液洗 2 次。

(5)于室温下,用 3.7%甲醛 PEMD 溶液固定 30 分钟。

(6)用 pH 值为 7.2 的 PBS 缓冲液洗 2 次,每次 5 分钟,并用滤纸吸干残留液体。

(7)结合一抗:把长有细胞的一面朝上,平置于盛有 PBS 缓冲液湿纱布的铝盒内,小心滴加经适当稀释的兔抗微管蛋白抗体 40 μL 于细胞层上,密闭,于 37 ℃在温箱中温育 40～60 分钟。

(8)取出玻片,吸去抗体液,放入 35 mm 小染缸内,按下列顺序洗涤:PBS 缓冲液—1% Triton X - 100 /PBS 缓冲液—PBS 缓冲液,每次 5～10 分钟;搅拌或放在振荡器上,轻轻振荡洗涤,以洗去未结合的抗体;用滤纸吸去残留液体,略干燥。

(9)结合二抗:在细胞表面上滴加 40 μL 经稀释的 FITC -羊抗兔抗体,步骤同(7)。

(10)取出玻片,吸去剩余抗体,浸泡,漂洗,以洗去未结合的抗体,步骤同(8);最后,过去离子水 2 次。

(11)略干燥后,滴加甘油- PBS 缓冲液(9∶1)于玻片上,用盖玻片封盖。

(12)在荧光显微镜下观察。

【注意事项】

(1)每步洗涤要充分,并吸去水分(但不要干透),以免稀释下一步的抗体或试剂,这样才能得到清晰的荧光图像。

(2)合适的抗体稀释度。抗体的稀释主要是指一抗,因为一抗中特异性抗体合适的浓度是关键。一抗、二抗在使用前应试验最佳稀释度,以特异性染色反应荧光最强,而非特异性染色阴性为佳。

(3)孵育时间为 30～60 分钟,温度常用 37 ℃,因该温度可增强抗原-抗体反应,但应在湿盒中进行,以防止标本干燥,导致实验失败。

(4)标本染色后应立即观察,若时间过长,荧光会逐渐减弱。标本若放置于聚乙烯袋中，于 4 ℃下保存可延缓荧光减弱时间，并防止封固剂蒸发。

【实验结果与分析】

滴加无荧光镜油，用蓝光激发，外加阻断滤片 K530，微管呈细丝状，发黄绿色荧光；细胞核周围的荧光特别明亮，这是微管组织中心所在，细胞核周围发出的微管呈放射状向细胞质四周扩散。

【思考与练习】

不同状态的观测样品对实验有何影响？

实验十五　骨髓细胞染色体标本的制备及观察

【目的与要求】

(1)掌握低渗法制备骨髓细胞染色体的方法。

(2)熟悉染色体的形态特征和数目。

【实验原理】

骨髓细胞具有数量多且分裂旺盛的特点,因此可以直接利用这一特点进行染色体标本的制备。此方法具有方便快捷、无须体外培养和无菌操作,并且可以真实地反映完整机体受环境影响的优点,常用于环境中致畸与致突变因素的检测,以及小型动物染色体的研究,在临床上也常用于白血病、多发性骨髓瘤等恶性血液病的诊断和治疗。动物骨髓细胞染色体标本的制备一般先用适量的秋水仙素溶液注入小鼠体内,抑制纺锤体的形成,使分裂中的骨髓细胞停留在细胞分裂中期,积累大量的中期相细胞,然后离心收集细胞,通过低渗使细胞充分吸水膨胀;预固定,终止低渗作用,使细胞离心时不易破裂,固定维持细胞形态结构;最后,通过高距离滴片使细胞膜破裂,获得中期染色体标本。

【实验用品】

1. 实验材料

小鼠。

2. 实验器材

普通光学显微镜、解剖剪、解剖镊、5 mL 注射器、4 号针头、10 mL 刻度离心管、试管、毛细滴管、培养皿、载玻片、托盘天平、恒温水浴箱、离心机等。

3. 实验试剂

0.02%秋水仙素溶液、0.075 mol/L 氯化钾溶液、RPMI 1640 培养液、甲醇、冰醋酸、吉姆萨染液、甘油等。

【实验试剂的配制】

(1)0.02%秋水仙素溶液:取秋水仙素 2 mg,溶解于灭活生理盐水(蛙类选用 0.65% NaCl 溶液,哺乳类选用 0.85% NaCl 溶液)10 mL 中,避光保存。

(2)磷酸缓冲液(pH 值为 6.8):甲液 50.8 mL,KH_2PO_4 0.907 g,加蒸馏水 100 mL

溶解；乙液 49.2 mL，$Na_2HPO_4 \cdot 2H_2O$ 1.18 g(或 $Na_2HPO_4 \cdot 12H_2O$ 2.38 g)，加蒸馏水 100 mL 溶解。两液混合，现配现用。

(3)吉姆萨染液：取吉姆萨粉 0.5 g、甘油 33 mL、甲醇 33 mL，配制时先将吉姆萨粉置于研钵中，加入少量甘油，研磨至无颗粒，再加入余下的甘油，拌匀后放入 56 ℃温箱中保温，然后取出，加入甲醇，充分拌匀，以滤纸过滤后，用棕色瓶密封，避光保存，2 周后才能使用。使用时，用 pH 值为 6.8 的磷酸缓冲液稀释 10 倍即可。

【实验内容与方法】

1. 小鼠骨髓染色体标本制备

(1)取健康小鼠 1 只，由腹腔注入 0.02%秋水仙素溶液(每 10 g 体重用量 0.3 mL)，此步骤在实验前 12～24 小时完成。

(2)将小鼠用颈椎脱臼法处死，迅速取出后腿长骨(包括股骨和胫骨)，为了获得较多的骨髓细胞，前肢亦可使用。

(3)用剪刀、镊子剥离附着的肌肉及结缔组织，并剪去股骨两端的关节；迅速用 5 mL 注射器吸取预温至 37 ℃的 0.075 mol/L 氯化钾溶液，从一头插入，缓慢冲洗骨髓腔，冲洗液接入刻度离心管中，反复多次，直至骨髓腔变白。此时，应注意不要让组织块掉入离心管，如已掉入，一定要用镊子或吸管将其取出。加低渗液至 5 mL 或 8 mL 刻度，放入 37 ℃恒温水浴箱内，低渗处理 25 分钟。

(4)低渗完毕，取出离心管，向离心管中加入 Carnoy 固定液(甲醇∶冰醋酸＝3∶1) 1 mL左右，进行预固定，1～2 分钟后，将每两支离心管成对放在天平上配平，使两支管的重量相等，然后将这两支管对应放入离心机内，以 1500 r/min 离心 5～8 分钟。

(5)取出离心管，弃去上清液，沿离心管壁缓慢加入新配制的 Carnoy 固定液 5～8 mL，用玻璃吸管沿离心管壁吹打，小心地将细胞团块吹散后，放入 37 ℃恒温水浴箱中，固定 15～20 分钟。

(6)取出离心管，配平后，离心 5～8 分钟，转速同样为 1500 r/min，如此反复固定 1 次或 2 次；经固定处理的细胞离心后，弃去上清液，视管底细胞的多寡加入适量(1 mL 左右)新配制的固定液，制成细胞悬液。

(7)取预冷湿玻片一张，用吸管吸取细胞悬液，从 30 cm 左右的高度滴到载玻片上，再用口吹散滴液，置于酒精灯上，微微火烤，最后置于玻片架或玻片盒中晾干。需要注意的是，滴片时要有一定高度，使细胞膜破裂，以便于染色体散开。

(8)将晾干的玻片放入吉姆萨染色缸中，或将载玻片平放于桌上，滴加一定量的吉姆萨染液，染色 10 分钟后，用蒸馏水或自来水冲洗染液，并用电吹风吹干后镜检。

2. 人类骨髓细胞染色体标本制备

(1)标本采集：用肝素将针筒润湿，对疑似患者进行骨髓穿刺，抽取 0.5～2 mL 骨髓，并立即注入含 RPMI 1640 培养液的培养瓶中。

(2)接种：将标本带回实验室，先进行骨髓有核细胞计数，再按 1×10^6～3×10^6/mL

的密度在无菌条件下接种到 2 个培养瓶中(培养瓶中含 RPMI 1640 完全培养液 5 mL)。

(3)培养:将培养瓶置于 37 ℃恒温箱中培养 24 小时或 48 小时,其间可将培养物轻轻摇匀几次。后面的步骤同“小鼠骨髓染色体标本制备”。

【注意事项】

(1)冲洗动物骨髓腔是实验成功的关键步骤之一。若冲洗不好,所获骨髓细胞量少,分裂象相应少,核型分析则难以进行。因此,一定要反复冲洗,且冲洗时应用力均匀、缓慢进行,只有这样,才能获得较多的骨髓细胞。

(2)向小鼠腹腔注射秋水仙素溶液时,注意不要使针头损伤动物内脏,注射时务必要注入腹腔内。

(3)标本制作时,为提高染色体标本的质量,细胞经低渗处理后,一定要有足够的固定液和充足的固定时间,否则易发生染色体分散不好、染色过深、结构不清等。

【实验结果与分析】

镜下观察,分裂期细胞染色体集中在一起,其外也无细胞膜包裹,染色体之间无重叠,易分辨,臂的长度适中。需要特别注意的是,分裂象的多少主要取决于秋水仙素的用量和时间。秋水仙素还可影响染色体的形态,如用量过大,常使染色体过于缩短,不利于观察。小鼠的染色体数目($2n$)为 40 条,但全部为端着丝粒染色体,大小区别不明显,较难分组编号。大鼠的染色体($2n$)为 42 条,家兔的染色体($2n$)为 44 条。观察染色体时,不需要加盖玻片,于镜下先用低倍镜调好焦距,找到无离散、无重叠、形态好、可计数的一个分裂象,然后用高倍镜或油镜观察、计数,观察完毕后,也不需要擦拭玻片,这样的玻片可保存数月。

【思考与练习】

(1)制片过程中为什么要进行低渗处理?

(2)在取骨髓前,为什么要给动物注射秋水仙素?

实验十六　人类外周血染色体标本的制备及观察

【目的与要求】

(1)掌握人类染色体的一般形态结构。

(2)熟悉人类外周血淋巴细胞的培养。

(3)了解外周血细胞培养试剂的配制与消毒方法。

【实验原理】

染色体是真核细胞有丝分裂过程中出现的可见结构,只有获得染色体标本,才能进行核型分析,检测真核细胞是否出现了染色体数目异常或者结构畸变。体内任何旺盛有丝分裂的细胞或者在体外适当培养下能旺盛分裂的组织细胞群均可作为细胞遗传学研究的材料,用于制备染色体标本。外周血的淋巴细胞在体内外一般是不分裂的,在未经培养的外周血中很难见到正在分裂的淋巴细胞。植物血凝素(PHA)可以刺激淋巴细胞,使其转化为幼稚的原始细胞样的淋巴母细胞而具有重新分裂的能力。以外周血为材料制备淋巴细胞染色体标本,具有取材方便、用血量少(0.3～1.0 mL)且容易培养、短时间培养即可得到大量有丝分裂象等优点。经秋水仙素处理解聚微管形成的纺锤丝,使正在分裂的细胞停止在分裂中期,再经低渗、固定等处理,得到较多的中期染色体,以供分析。

【实验用品】

1. 实验材料

人外周静脉血。

2. 实验器材

显微镜、酒精灯、采血器材、培养瓶、超净工作台、恒温培养箱、恒温水浴箱、离心管、离心机、载玻片等。

3. 实验试剂

RPMI－1640 液体培养基、小牛血清、青霉素、链霉素、肝素(500 U/mL)、PHA、秋水仙素(1 μg/mL)、0.075 mol/L KCl 低渗液、Carnoy 固定液(甲醇∶冰醋酸＝3∶1,现用现配)、吉姆萨原液、香柏油、二甲苯等。

【实验试剂的配制】

吉姆萨原液:称取吉姆萨粉末 0.5 g,加入几滴甘油研磨,再加入甘油(加入的甘油总量为 33 mL)，于 56 ℃中保温 90～120 分钟，然后加入 33 mL 甲醇，置棕色瓶中保存。

【实验内容与方法】

(1)采血：用 2～5 mL 无菌注射器吸取 0.1～0.2 mL 肝素，湿润针管，然后将剩余的肝素排出，按常规方法消毒采血部位，采静脉血 5 mL，然后转动注射器，使血液和肝素混匀。

(2)接种：在超净工作台中，将 RPMI－1640 液体培养基(80%)、小牛血清(20%)、PHA(3 mg/5 mL)、青霉素和链霉素(100 U/mL)依次加入消毒好的小培养瓶中，然后向每个培养瓶中滴加 30 滴全血，水平晃动，混匀。

(3)秋水仙素处理：在终止培养前 2～3 小时，加入秋水仙素溶液 3～4 滴(5 号针头)，相当于 0.1 mL，使秋水仙素的终浓度达到 0.2 μg/mL。摇匀，置于 37 ℃恒温培养箱中继续培养至 72 小时(培养 24 小时后，轻轻晃动培养瓶，使血细胞均匀悬浮，再继续培养)。一般认为，外周血的培养标本中细胞分裂的高峰在 68～72 小时，所以不要错过这一时期。

(4)收获细胞：中止培养，去掉瓶塞，用乳头吸管吸取培养液，反复冲洗瓶壁，使贴壁细胞脱离瓶壁，然后将全部培养液吸入 10 mL 刻度离心管中。

(5)低渗处理：配平，以 1000 r/min 离心 6～8 分钟，弃去上清液，加入 37 ℃预温的 0.075 mol/L KCl 低渗液 9 mL，用吸管轻轻吹散细胞团，混匀后置 37 ℃恒温水浴箱低渗处理 10～15 分钟，低渗时间可设置 35 分钟，这样可使染色体更加分散、观察视野更加清晰。经低渗处理后的细胞团已膨胀，容易破裂，故继续操作时应特别注意，吹打时不要用力，离心的速度也不能太快。

(6)预固定：加入 1 mL 新配制的 Carnoy 固定液(甲醇∶冰醋酸＝3∶1)，沿壁慢慢加入，避免染色体呈现毛刷状；轻轻混合均匀，以 1000 r/min 离心 6 分钟。

(7)固定：弃去上清液，加入 10 mL 新配制的 Carnoy 固定液，轻轻吹散细胞团，制成细胞悬液后，于室温下固定 30 分钟，以 1500 r/min 离心 6 分钟，弃去上清液，重复固定 1 次。

(8)再固定：弃去上清液，根据细胞数量的多少，加入数滴新配制的固定剂，轻轻吹散细胞，制成悬液。

(9)制片：吸取少量细胞悬液，于 20 cm 左右高度滴 2～3 滴于 4 ℃预冷处理的载玻片上，吹散，在空气中干燥。

(10)染色：取 3 滴吉姆萨原液，加 10 滴 PBS 缓冲液(pH 值为 6.8)，混匀后，滴在玻片标本上，染色 10 分钟；用流水轻轻冲洗玻片，将染液冲掉，在空气中干燥。

(11)于显微镜下观察。

【注意事项】

(1)采血接种培养时，要注意肝素的用量。

(2)对于染色体标本制备来说,影响标本质量最关键的因素是秋水仙素作用的量和时间,以及低渗的处理时间。

(3)外周血淋巴细胞培养中,其分裂高峰在70～72小时,所以加秋水仙素的时间可在培养的68～70小时,终浓度为0.2 μg/mL。

(4)用吸管吹打细胞时,一方面,应将细胞充分吹打均匀,防止细胞成团,影响观察;另一方面,不能猛烈吹打,以防细胞变形破裂、染色体丢失。

(5)弃去上清液时应小心操作,防止将与上清液相接触的淋巴细胞弃掉,造成大量分裂中期细胞丢失。

(6)载玻片应保存在4 ℃或冰水混合物中预冷。

【实验结果与分析】

实验结束后,先用低倍镜浏览整张染色体玻片标本,再分别在高倍镜和油镜下观察染色体标本分裂象的多少及分散情况,可清楚地分析染色体的数目及较大结构。正常人的染色体在各组之间较易鉴别,但组内各染色体间除第A组、E组和Y染色体外,其他组内染色体很难鉴别,只能按大小顺序或着丝粒位置大致区分。

【思考与练习】

在外周血培养及染色体制片过程中加入PHA、秋水仙素的作用分别是什么?

实验十七　有丝分裂标本的制备及观察

【目的与要求】

(1)掌握细胞有丝分裂的过程及其特点。

(2)熟悉动、植物细胞有丝分裂过程的主要区别。

(3)了解有丝分裂标本的制备。

【实验原理】

细胞有丝分裂过程包括一系列复杂的核变化、染色体和纺锤体的出现，以及它们平均分配到每个子细胞的过程。马蛔虫受精卵细胞中只有6条染色体，洋葱体细胞的染色体为16条，因为它们都具有染色体数目少的特点，所以便于用来观察和分析有丝分裂。

【实验用品】

1. 实验材料

马蛔虫子宫切片和洋葱根尖切片。

2. 实验器材

显微镜、擦镜纸、载玻片、盖玻片、吸水纸、培养皿等。

3. 实验试剂

Carnoy固定液(甲醇∶冰醋酸＝3∶1)、95％乙醇、醋酸洋红染液、1 mol/L盐酸等。

【实验内容与方法】

(一)动物细胞有丝分裂的观察——马蛔虫子宫切片

取马蛔虫的子宫切片标本，先在低倍镜下观察，可见马蛔虫子宫腔内有许多椭圆形的受精卵细胞，它们均处在不同的细胞时相。每个卵细胞都包在卵壳之中(卵壳与卵细胞之间的腔称为卵壳腔)，细胞膜的外面或卵壳的内面可见有极体附着；寻找和观察处于分裂间期和有丝分裂不同时期的细胞形态变化，并转换为高倍镜仔细观察。

(1)间期：细胞质内有两个近圆形的细胞核，一为雌原核，另一为雄原核。两个原核形态相似，不易分辨，核内染色质分布比较均匀，核膜、核仁清楚，细胞核附近可见中心粒存在。

(2)前期：细胞核膨大，中心粒明显位于细胞的一端，可见星丝，染色质由线状缩短变粗形成染色体；至前期末，核膜、核仁消失，中心粒分裂为二，并移向两极。

(3)中期:核膜完全消失,纺锤体形成,染色体排列于赤道板上。马蛔虫的染色体数为6条,中期清晰可数,两极有中心体,星丝明显可见。

(4)后期(细胞核拉长):由于纺锤丝的牵引,染色体纵裂后向两极移动,形成两组染色体。两组染色体间可见纺锤丝。

(5)末期:趋向两极的染色体逐渐解旋为染色质,核膜、核仁重新出现。细胞中部细胞膜向内凹陷,最后分为两个子细胞,末期纺锤体消失。

(二)植物细胞有丝分裂的观察——洋葱根尖切片

1. 洋葱根尖细胞有丝分裂玻片标本的制备

(1)取材:选取培养3～4天、生长健壮、根长约5 cm的洋葱根尖,从游离端向上剪取约1 cm长的根尖,立即放入Carnoy固定液中24小时,长期保存可用70%乙醇。考虑到洋葱根尖细胞有丝分裂的高峰期,取材最好选在上午11时以后进行。

(2)解离:将固定好的材料放入95%乙醇中漂洗1次或2次,洗去固定液后,放入60 ℃ 1 mol/L的盐酸中水解8～10分钟。

(3)低渗:将处理后变得酥软的根尖取出,用清水漂洗干净后,放入蒸馏水中浸泡30分钟,使细胞膨大,有利于染色体的散开。

(4)截取根尖:将经过上述处理的根尖放在一张干净的载玻片上,用刀片小心切取根尖末端3 mm的乳白色部分备用,其余部分丢弃。

(5)压片染色:在载玻片上滴加改良石炭酸品红染液或醋酸洋红染液1滴,小心盖上盖玻片(注意不能产生气泡,否则会影响观察),将吸水纸盖于盖玻片上,用拇指垂直轻压盖玻片,或用铅笔的后端轻轻敲击盖玻片,使根尖细胞分散开。将制备的根尖标本置于显微镜下,观察细胞有丝分裂的各期表现。

2. 洋葱根尖纵切片标本有丝分裂各期的观察

取洋葱根尖纵切片标本,用肉眼观察载玻片上根尖的位置,为方便观察,每一载玻片上同时放有两个根尖。观察时,先用低倍镜找到根尖,并仔细观察根尖的结构,然后将根尖较前端生长点部位移到视野中央进行观察,此处细胞略呈方形,排列紧密,染色较深,可见到许多处于不同分裂期的细胞;转换高倍镜进行观察,可见间期及有丝分裂各期的细胞,能观察到有丝分裂各期的特点。

(1)间期:细胞核呈圆形,核膜清楚,核内染色质分布较均匀,呈细网状。由于染色质易与碱性染料结合,因此细胞核的染色比细胞质深。细胞核中可见到1～3个染色较浅的呈球状的核仁。

(2)前期:细胞核较间期膨大,核内染色质逐渐螺旋化为丝状的染色丝,其后染色丝进一步缩短变粗,形成一定形态和数目的染色体(这时每条染色体由两条染色单体组成,但在普通光学显微镜下一般不易看清),核膜、核仁逐渐消失。

(3)中期:染色体形态清楚,整齐地排列于细胞中央,形成赤道板。在赤道板的两面有许多纺锤丝连接细胞两极和染色体的着丝点,称为纺锤体,但不易观察到。洋葱的染色体数为16条,在有些中期细胞中清晰可数,在有些细胞中则因染色体重叠而不易计数。

(4)后期:着丝粒纵裂为二,此时每条染色体的两条染色单体已完全分开。由于受到纺锤丝的牵引,两条染色单体分别向细胞的两极移动,形成了数目相等的两组染色体。

(5)末期:染色体移到两极并解旋为染色质,核膜、核仁重新出现,细胞中部出现细胞板,并逐渐向边缘发展。细胞板达到两端,分裂结束,1 个细胞变为 2 个子细胞,细胞又进入间期状态,新形成的细胞较小,细胞壁不完整。

【注意事项】

在解离和染色时,不要事先截断根尖,而要在染色后制装片时,在载玻片上用刀片把根尖截成 2～3 mm 长的小段,这样有利于解离和染色时用镊子进行操作。

【实验结果与分析】

(1)前期:指从分裂期开始到核膜解体的时期。间期细胞进入有丝分裂前期时,核的体积增大,由染色质构成的细染色线逐渐缩短变粗,形成染色体。

(2)中期:指自核膜破裂起到染色体排列在赤道面上。核膜的断片残留于细胞质中,与内质网不易区别,在纺锤体的周围有时可以看到它们。

(3)后期:指每条染色体的两条姐妹染色单体分开并移向两极的时期。分开的染色体称为子染色体。子染色体到达两极时,后期结束。染色单体的分开常从着丝点处开始,然后两个染色单体的臂逐渐分开。

(4)末期:从子染色体到达两极开始至形成两个子细胞,称为末期。此期的主要过程是子核的形成和细胞体的分裂。子核的形成大体上经历了一个与前期相反的过程。

【思考与练习】

动、植物细胞有丝分裂过程有何异同?

实验十八　减数分裂标本的制备及观察

【目的与要求】

(1)掌握小鼠(蝗虫或蟾蜍)精巢染色标本的制备方法。

(2)熟悉精母细胞减数分裂的基本过程及各期的形态特征。

(3)了解精子的发生过程。

【实验原理】

减数分裂是配子发生过程中的一种特殊有丝分裂,DNA 复制一次,而细胞连续分裂两次,形成单倍体的精子和卵子。减数分裂远比有丝分裂复杂,经过两次细胞分裂,分别称为减数分裂Ⅰ、减数分裂Ⅱ。两次分裂又有一个较短的间期,这个间期 DNA 不复制。减数分裂的前期Ⅰ较为复杂,历时较长,而且染色体的形态和行为变化复杂,会出现同源染色体的联会、交换和分离等事件。减数分裂保证了生物体的染色体数目和遗传性状在世代相传中的相对稳定性。减数分裂过程中同源染色体的联会、交换和分离以及非同源染色体的自由组合,又为生物的变异奠定了基础。

【实验用品】

1. 实验材料

小鼠、蟾蜍、蝗虫。

2. 实验器材

显微镜、擦镜纸、剪刀、眼科镊子、载玻片、盖玻片、吸水纸、培养皿、离心机、微量移液器等。

3. 实验试剂

0.075 mL KCl 低渗液、3∶1 甲醇冰醋酸固定液及 1∶1 甲醇冰醋酸固定液(应现配)、0.01 mol/L 的 PBS 缓冲液(pH 值为 6.8)、吉姆萨原液、吉姆萨工作液(1 份吉姆萨原液加 9 份 0.01 mol/L 的 PBS 缓冲液,工作液应现用现稀释)、秋水仙素、改良苯酚品红染液等。

【实验内容与方法】

1. 小鼠睾丸减数分裂标本的制备与观察

(1)取 25 g 左右性成熟的雄性小鼠 1 只,处死前 4～6 小时给予腹腔注射秋水仙素

2～4 μg/g，颈椎脱臼处死，剖腹，取出睾丸，用生理盐水洗净，用剪刀、镊子将睾丸外面白色被膜去掉，除去附睾、脂肪及结缔组织，用剪刀剪碎精曲小管，然后加入预温的 37 ℃的 0.075 mol/L 的 KCl 低渗液 7～8 mL，用吸管反复吸打 1～2 分钟，使尽量多的细胞从管腔中游离出来，取上清液，移入另一个离心管中，以 1000 r/min 离心 5 分钟，沉淀，即为不同发育阶段的细胞。

(2)低渗：使细胞胀大，加入 5 mL 0.075 mol/L 的 KCl 低渗液，轻轻吹打混匀，于室温下静置 10 分钟。

(3)预固定：向离心管中加入 1 mL 3∶1 甲醇冰醋酸固定液，轻轻吹打，混匀，静置 2 分钟，以 1000 r/min 离心 8 分钟，弃去上清液。

(4)固定：向上述沉淀中加入 5 mL 3∶1 甲醇冰醋酸固定液，吹打，混匀，静置 10～20 分钟，以 1000 r/min 离心 8 分钟，弃去上清液。

(5)再固定：加 5 mL 1∶1 甲醇冰醋酸固定液，吹打，混匀，静置 5 分钟，以 1000 r/min 离心 8 分钟，弃去上清液，加 2～3 滴 1∶1 甲醇冰醋酸固定液悬浮细胞(有残余液就直接滴片，不用另加固定液)。

(6)滴片：滴 1 滴细胞悬液于冰水中刚捞出的湿载玻片上，自然干燥。

(7)染色：用吉姆萨染液染色 20～30 分钟，并用流水洗去多余染液，待干。

(8)将标本放在低倍镜下寻找分裂相，并将分裂相移至视野中央，换成高倍镜，观察减数分裂各个时期的形态特点。

2. 蟾蜍精巢细胞减数分裂标本的制备与观察

(1)选择雄性蟾蜍 1 只，向其腹腔注入 0.05%的秋水仙素 0.15 mL/10 g，2～4 小时后以毁髓法将其处死。

(2)解剖蟾蜍，剪开其腹壁，在其脊柱两侧、肾脏附近将一对灰黄色、绿豆大小的精巢取出，放于培养皿中，用镊子将其夹碎，用 Ringers 液 5～10 mL，转入离心管中。

(3)在离心管中加入 8 mL 0.075 mol/L 的 KCl 低渗液，用吸管反复吹打，于 30 ℃左右低渗 20～30 分钟，再加入 1 mL 左右的固定液(3∶1 甲醇冰醋酸)预固定，以 1500 r/min离心 8 分钟，弃去上清液。

(4)加 5 mL 固定液，吹打均匀，静置固定 20 分钟，以 1500 r/min 离心 8 分钟，弃去上清液。

(5)加 1～2 mL 新配置的 60%的冰醋酸，解离 2～3 分钟，再加 5 mL 固定液，吸出不能解离的结缔组织。

(6)以 1500 r/min 离心 8 分钟，弃去上清液，用吸管吹打成细胞悬液，取冰冻载玻片滴片，方法与小鼠骨髓染色体制备方法相同。

(7)用吉姆萨染液染色 10 分钟，即可镜检。

3. 蝗虫精巢精母细胞减数分裂的制备与观察

(1)取材与固定：在 9 月底 10 月初采集雄蝗虫，去掉翅膀及第一对步足，将其放入固定液(冰醋酸∶乙醇=1∶3)中固定 24 小时后，然后将其依次放入 95%乙醇溶液、85%乙醇溶液中分别固定30分钟，最后转入70%乙醇溶液中长期保存备用。

(2)染色与制片：用解剖剪在蝗虫翅基部的后方将体壁剪开，可见在其上方各有一块黄色的锥状长块，即为蝗虫的精巢，分离精曲小管，剔除精巢上的黄色脂肪体等组织后，放入培养皿中，用小镊子或解剖针将精巢中的精曲小管分离开，再用小镊子取1～2根固定好的蝗虫精曲小管，置于载玻片上，加1滴50%醋酸溶液，软化4～5分钟，用吸水纸吸去醋酸，用解剖针将小管拨开，然后滴加1～2滴改良苯酚品红染液，静置染色5～10分钟，随后将盖玻片盖在染液上方，用吸水纸将多余的染液吸干；用左手食指压紧盖玻片，以防盖玻片滑动，然后将拇指也压于盖玻片上。

(3)镜检：将标本放在低倍镜下，找到分裂象，并将分裂象移至视野中央，换成高倍镜，观察减数分裂各个时期的形态特点。

【注意事项】

(1)固定要彻底，至少要固定2次，否则标本的背景不清晰，有各种杂物的干扰。

(2)吹打时要稍用力，否则细胞和分裂象不易分开；吹打低渗后的细胞时用力不要过大，否则易导致细胞破裂。

【实验结果与分析】

小鼠体细胞的染色体为40条，均为端着丝粒染色体。雄性小鼠的性染色体组成为XY型，减数分裂各期细胞的染色体形态与蝗虫相似，但染色体较大。

小鼠睾丸中含有多条圆柱形的精曲小管，每条精曲小管由于生殖细胞发育阶段的差别可分成若干区，可见到从游离的顶端起始依次为精原细胞、精母细胞、精细胞及精子等各发育阶段的区域。

(1)精原细胞：位于精曲小管的游离端，胞体较小，由有丝分裂来增殖，其染色体较粗短，染色较浓。

(2)减数分裂Ⅰ：指从初级精母细胞到次级精母细胞的一次分裂，包括前期Ⅰ、中期Ⅰ、后期Ⅰ、末期Ⅰ 4个时期。

前期Ⅰ：在减数分裂中，以前期Ⅰ最有特征性，核的变化复杂，依染色体变化可分为5个时期。①细线期：染色体呈细长的丝，称为染色线，弯曲绕成一团，排列无规则，染色线上有大小不一的染色粒，形似念珠，核仁清楚。②偶线期：同源染色体开始配对，同时出现极化现象，各以一端聚集于细胞核的一侧，另一端则散开，形成花束状。③粗线期：每对同源染色体联合完成，缩短成较粗的线状，称为双价染色体，因其由4条染色单体组成，故又叫四分体。④双线期：染色体缩得更短，同源染色体开始有彼此分开的趋势，但因两者相互绞缠，有多点交叉，故此时的染色体呈现麻花状。⑤终变期：染色体更为粗短，形成Y、V、O等形状，终变期末核膜、核仁消失。

中期Ⅰ：核膜和核仁消失，纺锤体形成，双价染色体排列于赤道面，着丝点与纺锤丝相连，这时的染色体组居于细胞中央，侧面观呈板状，极面观呈空心花状。

后期Ⅰ:因纺锤丝的解聚变短,使同源的两条染色体彼此分开,分别向两极移动,但每条染色体的着丝粒尚未分裂,故两条姐妹染色单体仍连在一起,同去一极。

末期Ⅰ:移动到两极的染色体呈聚合状态,并解旋,同时核膜形成,细胞质也均分为二,即形成两个次级精母细胞,这时每个新核所含染色体的数目只是原来的一半。到此期为止,减数分裂Ⅰ结束。

(3)减数分裂Ⅱ:类似于一般的有丝分裂,但从细胞形态上看,可见胞体明显变小,染色体数目少。

前期Ⅱ:末期Ⅰ的细胞进入前期Ⅱ状态,每条染色体的两个单体显示分开的趋势,染色体呈花瓣状排列,使前期Ⅱ的细胞呈实心花状。

中期Ⅱ:纺锤体再次出现,染色体排列于赤道面。

后期Ⅱ:着丝粒纵裂,每条染色体的两条单体彼此分离,各成为一子染色体,分别移向两极。

末期Ⅱ:移到两极的染色体分别组成新核,新细胞的核具有单倍数(n)的染色体组,细胞质再次分裂。这样,通过减数分裂,每个初级精母细胞就形成了4个精细胞。

(4)精子形成:在两次精母细胞分裂过程中,各种细胞器,如线粒体、高尔基体等也大致平均地分到4个精细胞中,精细胞经一系列的分化,成熟为精子。镜下观察,精子头部呈梭形,由细胞核及顶体共同组成,尾部细长,呈线状。

【思考与练习】

(1)请总结减数分裂的生物学意义。

(2)比较减数分裂与有丝分裂的异同。

第二部分　细胞的培养和分析

实验一　细胞的原代培养

【目的与要求】

(1)初步掌握哺乳动物细胞原代培养的基本操作过程。

(2)掌握无菌操作方法。

(3)熟悉体外培养的观察方法。

【实验原理】

将来自于供体的组织或细胞在体外进行首次培养称为原代培养。无菌摘取动物的组织或器官,在人工培养条件下,使细胞不断增殖。原代培养是建立各种细胞系的第一步,利用原代培养技术,可在体外研究各种类型细胞的增殖、遗传、变异、分化和去分化。

原代培养离体时间短,其生物学特性和遗传性状与在体细胞最为接近,因此适合于做细胞形态、功能和分化等研究。一般动物和人的所有组织都可以用于培养,但幼体组织和细胞(如胚胎组织、幼仔的脏器等)更容易进行原代培养。

组织块法和消化法是两种重要的、常用的原代培养方法。组织块法是将刚离体的、有旺盛生命活力的组织剪成小块,接种于培养瓶中,新生的细胞大约24小时后可从贴壁的组织块四周游出并生长。用组织块法进行的原代培养,操作过程简便易行,培养的细胞较易存活,在对一些来源有限、数量较少的组织进行原代培养时,可首先选择该法。

结合化学与生化的手段,将已剪切成较小体积的动物组织中妨碍细胞生长的间质(基质、纤维等)加以消化,使组织中结合紧密的细胞连接松散、相互分离,形成含单细胞或细胞团的悬液,因单细胞或细胞团易于从外界吸收养分和排出代谢产物,经体外适宜条件培养后,可以得到大量活细胞,在短时间内细胞可生长成片,此种原代培养的方法即消化法。

消化试剂的种类较多,各种消化试剂作用的机制各不相同,不同组织可选用不同的消化试剂来进行消化。酶是常用的消化试剂,在原代培养中,对于一些间质少、较软的组织,如上皮、肝、肾、胚胎等,选择胰蛋白酶来加以消化,可收到较好的效果。胶原酶由于对胶原有较强的消化作用，因此适合用在对纤维性组织、一些较硬的癌组织等的消化中。上皮细胞对胶原酶的耐受能力较强，用胶原酶消化上皮细胞，在去除细胞间质、使上皮细胞与纤维成分分离的同时，上皮细胞也不会受到伤害。

除酶以外，在一些组织（尤其是上皮组织）的原代培养中，还常用到一些非酶性的消化试剂，如乙二胺四乙酸（EDTA）。上皮细胞的完整性有赖于其生存环境的 Ca^{2+}、Mg^{2+}，通过吸收、螯合这些离子，EDTA 可使上皮组织细胞彼此间发生分离。

【实验用品】

1. 实验材料

新生大鼠等。

2. 实验器材

眼科弯剪、不锈钢筛网（100 目）、锥形瓶、15 mL 无菌离心管、弯头吸管、移液器、无菌移液管、磁力搅棒及搅拌器、酒精灯、乙醇棉球、试管架、10 cm 培养皿、培养瓶、计数板、倒置显微镜、离心机、二氧化碳细胞培养箱、高压灭菌锅、超净工作台等。

3. 实验试剂

D－Hanks 液、胰蛋白酶（0.25％）－EDTA（0.02％）、含 10％血清的 DMEM 培养基等。

【实验试剂的配制】

（1）D－Hanks 液：取市售 D－Hanks 干粉 1 袋，剪开包装后，将干粉溶于适量双蒸水中，在 1000 mL 容量瓶中调节 pH 值为 7.2～7.4，并将 D－Hanks 液定容至 1000 mL，分装至数个生理盐水瓶中，每个瓶塞上插入 2 支注射器针头；于 121 ℃高压蒸汽灭菌 20～30 分钟，灭菌结束后立即拔出针头，并在针孔处贴上胶布，以防溶液被细菌等污染；于 4 ℃保存备用。使用时可加入含青霉素和链霉素的双抗溶液，使二者的终浓度达到 100 U/mL。

（2）胰蛋白酶（0.25％）－EDTA（0.02％）：称取胰蛋白酶 0.25 g 和 EDTA 0.02 g，溶于 100 mL PBS 缓冲液中，在常温下用磁力搅拌器搅拌，直至彻底溶解，用 0.22 μm 孔径的滤膜过滤，在无菌条件下，以 10 mL 分装于 15 mL 无菌离心管中，保存于－20 ℃，使用前放在 37 ℃水槽中回温。

（3）含 10％血清的 DMEM 培养基：取市售 DMEM 培养基干粉，小心剪开包装后溶于适量双蒸水中，并用适量双蒸水冲洗包装袋内侧面，将溶液定容至 1000 mL；根据包装袋上的说明，添加 $NaHCO_3$，调节溶液 pH 值为 7.4 左右，加入青霉素和链霉素，使两者的最终浓度达到 100 U/mL；采用 0.22 μm 孔径的滤膜正压过滤除菌，按照每瓶 100 mL 分装培养基，于 4 ℃保存。使用时加入 10％～20％胎牛血清，并再次用上述方法过滤除菌。

【实验内容与方法】

1. 组织块法(以新生大鼠肝细胞的原代培养为例)

(1)取材:用75%乙醇棉球反复擦拭新生大鼠全身3次;将大鼠移入超净工作台后,再用75%乙醇擦拭1次;处死大鼠(断头法),用眼科剪打开其腹腔,取出肝组织,置于培养皿中。

(2)切割:用D-Hanks液反复冲洗肝组织3次,去除血细胞。为避免杂细胞的污染,需用眼科镊将肝组织块上所附的结缔组织尽可能除去。将肝组织移入一新的培养皿中,滴0.5 mL培养基于肝组织上,用眼科剪将其剪成1 mm^3左右的小块,并用眼科镊将其彼此分开。

(3)接种培养:用弯头吸管将剪碎的肝组织块吸起,移入培养瓶底部;用弯头吸管头移动肝组织块,使其均匀分布于培养瓶底部,将小块间距控制在0.5 cm左右,数量为15~20块/培养瓶(25 mL);吸取少量培养基,沿培养瓶颈缓缓滴入,培养基的量以恰好能浸润组织块底部且不会使组织块漂浮为佳;待组织块贴壁后,慢慢小心地翻转培养瓶(注意减少振动,以避免组织块脱落),使培养液缓缓覆盖组织块。

(4)培养:将培养瓶轻轻放入37 ℃ 5%二氧化碳细胞培养箱中静置培养,24小时后可观察到有少量细胞从组织块周围游离而出,视需要补以少量培养基,继续培养。当细胞生长增殖旺盛时,在组织块周围可见到生长晕;此后呈放射状向外扩展,逐渐连成片,经数天便可形成细胞单层,其间细胞培养液会变酸、变黄,应注意更换。

2. 消化法(以胰蛋白酶消化为例)

消化法适用于消化间质减少的软组织。

(1)取材:将新生大鼠的肝组织用D-Hanks液漂洗3次,用眼科剪、眼科镊将附着在肝组织上的结缔组织除去。

(2)切割:将肝组织剪成1~2 mm^3左右的小块,置于锥形瓶中,放入磁力搅拌棒。

(3)消化分离:吸取30~50倍组织量及预热到37 ℃的胰蛋白酶(0.25%)-EDTA(0.02%)混合消化液,加入离心管,盖上胶塞;在磁力搅拌器上将肝组织块搅拌10~20分钟,也可将锥形瓶放入水浴箱或恒温箱中,每5分钟摇动1次。如消化时间较长,可每隔5分钟取出2/3上清液,移入另一离心管,离心后去除胰蛋白酶,加入含血清培养基,然后再给原锥形瓶添加新的胰蛋白酶,继续消化。

在4 ℃条件下进行冷消化,消化的时间需延长至12~24小时。肝组织块在冷消化一段时间后,可离心再添加胰蛋白酶,放入37 ℃恒温箱中继续温热消化20~30分钟,效果会较好。

吸取少量消化液,在倒置显微镜下观察,若组织块已分散成小的细胞团或单个细胞,应立即终止消化,将消化液和分次收集的细胞悬液通过不锈钢网滤过,以除掉未消化充分的大块组织;将收集的细胞悬液以800~1000 r/min离心3~5分钟,以去除含胰蛋白酶的上清液;再用D-Hanks液漂洗1次或2次,每次以800~1000 r/min离心3~5分钟，去除上清液。

(4)接种培养：向离心管中加入含10%血清的DMEM培养基，吹打，沉淀，按5×10^5～10×10^5/mL 细胞的浓度接种到培养瓶中，置于5%二氧化碳细胞培养箱中，37 ℃培养。

(5)观察：对培养中的细胞每天都应做常规检查，主要观察细胞的生长状态，看是否出现细菌等微生物的污染，测定培养液的酸碱度。如果没有发生污染，24 小时后在倒置显微镜下便可见到许多细胞贴壁，培养至3～4 天时，可见细胞增殖后在瓶中形成许多细胞岛并逐渐扩展。一般培养至7～10 天时，细胞可基本铺满整个瓶壁，形成致密单层细胞，其间如果培养液变黄(pH 值下降)，可换液1次。

【注意事项】

1. 组织块法

(1)D－Hanks 液对肝组织的冲洗要充分，尽量去除血细胞，避免其溶血后对肝细胞的生长产生影响。

(2)组织块的体液应控制在1 mm^3左右，这样其中心部位的细胞才可获得充分的养分。体积过大的组织块，其中心部位细胞常会因营养不足而发生死亡、溶解，由此会对周围细胞的生长产生影响。

(3)培养瓶中组织块摆放的密度不能过大，否则细胞将会因为营养不足而活性不佳，但最初接种的培养容器体积应该小些，组织块数量应多些。若用35 mm 平皿，每皿应均等分布地接种20～30 个组织块，培养液通常每周更换2 次，可以半量或1/4 量换液。

(4)为了避免组织块漂浮、不贴壁，第一次加入培养基的量要少，而在移动和观察细胞时，动作也要轻，因为培养基的振荡也会影响组织块的贴壁。培养开始2～3 周，组织块附着于平皿、培养状态趋于稳定后，可在换液过程中逐渐吸除变性的组织块、细胞块或碎屑，以利于观察。

2. 消化法

(1)因Ca^{2+}和Mg^{2+}及血清均具有抑制胰蛋白酶活性的作用，故消化过程中使用的所有液体均不应含有这些离子及血清，消化后可直接加含血清培养基，使其灭活。

(2)在选择消化时间时，应考虑到胰蛋白酶的浓度及pH 对消化效果的影响。胰蛋白酶的常用浓度为0.25%，pH 值为8～9，消化时温度最好控制在37 ℃。一般新配制的胰蛋白酶液消化力很强，所以开始用时要注意观察，严格限制消化时间，以免消化过度。

(3)胰蛋白酶主要适用于消化细胞间质较少的软组织，如胚胎、上皮、肝、肾等组织，对于纤维性组织和较硬的癌组织的效果则较差。

3. 其他

(1)由于原代培养过程较长，因此应严格执行无菌操作，避免细菌、霉菌等的污染。例如，操作者操作前要洗手，并用75%乙醇消毒双手，或用0.2%新洁尔灭浸泡双手；使用的超净工作台在操作前要用紫外线照射20～30 分钟，并打开吹风装置；培养瓶要在超净台内才能打开瓶塞，打开之前要用75%乙醇对瓶口进行消毒，打开后和加塞前瓶口都要在酒精灯上烧灼灭菌；打开瓶口后，全部操作过程都要在超净台内完成；操作完毕后，加上瓶塞，才能拿到超净台外。细胞培养过程中每隔一日都应进行常规检查，观察是否发生污染。如果溶液清晰、透亮，细胞贴壁生长并沿壁延伸，说明无污染；如果溶液变黄或混浊，表明已污染，则培养失败。

(2)使用二氧化碳细胞培养箱培养时，由于CO_2增多，可使液体变黄，这时可更换培养液继续培养。

【实验结果与分析】

1. 组织块法培养的细胞观察

利用倒置显微镜观察发现，经培养24小时的组织块边缘有少量细胞游离出来；随着培养时间延长，组织块周围细胞的数量明显增多。这些细胞的核较大，胞质中内含物少、透明度高，彼此间排列紧密。靠近组织块的细胞胞体较小、较圆，离组织块较远的区域可见多角形细胞，体积较大，有些细胞的形态介于圆形与多角形之间。

2. 胰蛋白酶消化法培养的细胞观察

在倒置显微镜下，胰蛋白酶刚接种于培养瓶中时，细胞悬浮于培养液中的细胞形态均呈圆形。24小时后，大多数细胞已贴附于培养瓶底部，胞体伸展后，重新呈现出其肝细胞原有的、不规则的多角形上皮性细胞特征。48小时后，细胞进入增殖期，细胞数量明显增多，在接种的细胞或细胞团周围可见新生的细胞，这些细胞因内含物少而较为透明，胞体轮廓通常较浅。96小时后，新生的细胞可连接成片，同时胞体透明度降低、轮廓增强，核仁明显可见。

【思考与练习】

(1)细胞培养过程中避免污染的关键环节有哪些？

(2)培养细胞为什么会发生形态变异？

(3)如何提高原代细胞培养的成功率？

实验二　培养细胞的形态观察和计数

【目的与要求】

(1)熟悉哺乳动物细胞体外培养的一般形态和生长状态。

(2)掌握细胞计数的基本方法。

(3)了解细胞活力检测的台盼蓝染色实验的原理及操作方法。

【实验原理】

1. 培养细胞的形态观察

体外培养的细胞主要有两种状态,一种是能贴附在培养支持物上的细胞,即贴壁型细胞,如人肺微血管内皮细胞(HPMEC),体外培养的细胞绝大多数都属于这种细胞;另一种细胞并不贴附于容器的壁上,而是悬浮在培养液中生长,即悬浮型细胞,如人急性单核细胞白血病细胞(THP-1),这类细胞主要是血源性或癌原性的细胞。

(1)贴附型细胞:在形态上主要可分为上皮细胞型细胞、成纤维细胞型细胞、游走型细胞和多形型细胞四大类。

1)上皮细胞型细胞:形态与上皮细胞类似,为扁平、不规则的多角形,细胞核呈圆形,位于细胞中央,细胞间连接紧密,相嵌排列,相互衔接成单层,生长时呈膜状移动;处于上皮膜边缘的细胞总与膜相连,很少脱离细胞群而单独活动。起源于内、外胚层的细胞,如表皮及其衍生物,消化管上皮,乳腺、肝脏、胰腺及肺泡上皮等组织细胞,在体外培养时均属此型细胞。

2)成纤维细胞型细胞:形态与成纤维细胞类似,胞体呈梭形或不规则的三角形,中央有卵圆形核,细胞质向外伸出数个长短不等的突起,细胞彼此间呈漩涡状、放射状、火焰状排列。起源于中胚层间充质的组织细胞,如纤维结缔组织细胞、血管内皮细胞、平滑肌细胞、心肌细胞、成骨细胞等均属此型。

3)游走型细胞:可在支持物上散在生长,一般不连接成片,细胞质经常伸出伪足或突起,有活跃的游走或变形运动,速度快且方向不规则,细胞形态不稳定,有时难以与其他细胞进行区分。

4)多形型细胞:形态不规则,多见于特殊的细胞,如神经组织的神经元和神经角质细胞等,难以确定其规律和稳定的形态。

(2)悬浮型细胞:多见于特殊细胞,如某些类型的癌细胞和白血病细胞,胞体为圆形,适于大量繁殖。

当培养条件良好时，细胞在形态上有相对的稳定性和一致性，可在一定程度上反映细胞起源以及正常和异常（恶性）的区别，从而作为细胞形态学的一个指标和依据。

贴附型细胞在体外培养时，形态失去了原有在体内的特征，趋于单一，并反映出其胚层的起源，这一特点类似于“返祖”现象。悬浮型细胞无论来源如何，其形态在体外培养条件下均为单一的圆形，如淋巴细胞、白血病细胞等。因此，本实验分别以贴附型细胞和悬浮型细胞作为材料，对细胞的形态进行观察。

通过倒置显微镜观察培养细胞内颗粒多少、透明度的高低及轮廓的清晰程度，可以对培养细胞的生长状态加以判定。处于良好生长状态的活细胞，其细胞质通常是透明、匀质的，细胞质内颗粒较少，细胞轮廓很浅、不明显，随着培养时间的延长，细胞中颗粒物质逐渐增多，细胞透明度降低，细胞轮廓明显，核仁数量也增多。

2. 细胞计数

细胞计数法是细胞生物学实验的一项基本技术，在原代培养、传代培养、冻存及复苏等实验中，被广泛用来确定培养细胞生长状态及接种密度。此外，细胞计数法也是测定培养基、血清、药物等物质生物学作用的重要手段。

细胞计数主要是利用血细胞计数板来完成。计数板由一块长约 7.5 cm、宽 3.5 cm 的厚玻璃制成，通常有前后 2 个计数室。计数室与盖玻片的距离为 0.1 mm，每个计数室分 9 个大方格，各方格边长为 1 mm，每格面积则为 1 mm^2，四角的大方格被划分为 16 个中方格，一般此 4 大方格用作白细胞计数及组织培养的细胞计数；中央的大方格被划分为 25 个中方格，每个中方格又被划分为 16 个小方格，一般此小方格用作红细胞计数及血小板计数。

细胞计数方法：细胞计数板每一大方格长 1 mm，宽 1 mm，高 0.1 mm，体积为 0.1 mm^3，可容纳的溶液是 0.1 μL，那么，每 1 mL 溶液中所含细胞数即是视野中每一大方格中数出的细胞数的 10000 倍（图 2－1）。

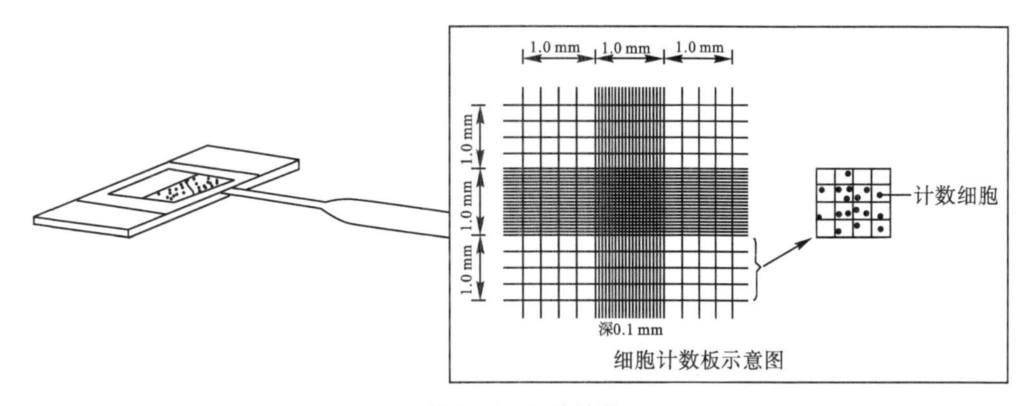

图 2－1　细胞计数

3. 台盼蓝染色

活细胞的细胞膜是一种选择性膜，对细胞起保护和屏障作用，只允许物质选择性地通过；而细胞死亡之后，细胞膜受损，通透性增加。常用的以台盼蓝鉴别细胞死活的方法就是利用了这一性质。台盼蓝是一种阴离子染料，不能透过完整的细胞膜，所以经台盼蓝染色后，只能使死细胞着色，而活细胞不被着色。

【实验用品】

1. 实验材料

(1)贴附型细胞：传代培养 3 天的肝细胞、传代培养 7 天的肝细胞、传代培养 3 天的真皮成纤维细胞、传代培养 7 天的真皮成纤维细胞。

(2)悬浮型细胞：人急性单核细胞白血病细胞(THP－1)。

2. 实验器材

盖玻片、移液器、无菌移液管、15 mL 无菌离心管、乙醇棉球、酒精灯、血细胞计数板、倒置相差显微镜、台式离心机、超净工作台、二氧化碳细胞培养箱。

3. 实验试剂

D－Hanks 液、胰蛋白酶(0.25%)－EDTA(0.02%)、含 10%血清的 DMEM 培养基、RPMI－1640 培养基、双抗(青霉素和链霉素，两者的最终浓度都达到 100 U/mL)等。

【实验试剂的配制】

0.4%台盼蓝染液：称取 4 g 台盼蓝，加少量蒸馏水研磨，再加双蒸水至 100 mL，用滤纸过滤，4 ℃保存，使用时用 PBS 缓冲液稀释至 0.4%溶液即可。

【实验内容与方法】

1. 培养细胞形态类型的观察

(1)贴附型细胞：①将培养 3 天的传代肝细胞置于倒置相差显微镜下，观察培养细胞的形态、细胞排列方式及彼此间连接的程度，并记录观察到的结果。②将培养 3 天的传代成纤维细胞置于倒置相差显微镜下，观察细胞的形态、细胞排列方式及彼此间连接的程度，并记录观察到的结果。③比较贴附型细胞中上皮样肝细胞与纤维样成纤维细胞的形态特征。

(2)悬浮型细胞：将人急性单核细胞白血病细胞(THP－1)置于倒置相差显微镜下，观察培养细胞的形态、细胞排列方式及彼此间连接的程度，并记录观察到的结果。

2. 细胞形态结构及生长状况的观察

(1)贴附型细胞：①将传代培养 3 天的肝细胞或成纤维细胞置于倒置相差显微镜“10×”物镜下，对细胞内部结构、透明度、细胞轮廓等进行观察；用“40×”高倍镜对细胞结构、内容物等做进一步的观察。②将传代培养 7 天的肝细胞或成纤维细胞置于倒置相差显微镜下，分别用“10×”及“40×”的物镜对细胞透明度、细胞轮廓及内容物等进行观察，记录，并与传代培养 3 天的细胞结果进行比较。

(2)悬浮型细胞：将人急性单核细胞白血病细胞(THP－1)置于倒置相差显微镜下，分别用“10×”及“40×”物镜对细胞透明度、细胞轮廓及内容物等进行观察。

3. 细胞计数

(1)准备计数板:用75%乙醇棉球清洁计数板和盖玻片,用吸水纸轻轻擦干,再用"10×"物镜观察计数板四角的大方格,调节焦距,使视野清晰后,将盖玻片盖在计数板两槽中间。

(2)制备细胞悬液。①贴附型细胞:弃去培养瓶中的培养液,向培养瓶中加入胰蛋白酶(0.25%)-EDTA(0.02%)混合消化液1.0 mL,静置3～5分钟,待到消化传代7天的单层生长的成纤维细胞变圆,彼此不连接为止,加入培养液终止消化,并用吸管轻轻吹打,制成单细胞悬液。②悬浮型细胞:将THP-1在含有10% FBS(胎牛血清)+1% P/S(双抗)的RPMI-1640培养基中培养,置于37 ℃、5% CO_2中,每隔3～4天加一些新鲜的培养基,或直接传代;以800～1000 r/min离心3～5分钟,收集培养瓶中的悬浮细胞,弃去上清液,用D-Hanks液漂洗1次或2次,每次以800～1000 r/min离心3～5分钟,弃去上清液;之后加新鲜RPMI-1640培养基,并用吸管轻轻吹打,制成一定浓度的细胞悬液。

(3)台盼蓝染色:取细胞悬液0.5 mL,加入0.4%台盼蓝染液0.5 mL,混合后,染色3～5分钟。

(4)加样:将盖玻片盖在计数板两槽中间,用尖嘴吸管轻轻吹打细胞悬液,吸取少量已染色的细胞悬液,滴加在计数板上盖玻片一侧的边缘,使液体自然充满计数板小室(注意加样不要溢出盖玻片,也不要过少或带气泡,否则要将计数板和盖玻片擦干净重新加样);静置2分钟。

(5)计数:在显微镜下观察,用"10×"物镜按一定方向(如顺时针)逐格数出计数室四角的每个大方格内的细胞数。当细胞压中线时,则按数上不数下、数左不数右的原则进行计数。

【注意事项】

(1)对细胞形态进行观察时,需严格执行无菌操作,以免污染。

(2)为了减少外界环境对细胞生长的影响,观察细胞的时间不宜过长;对多瓶细胞进行观察时,应分批取放。

(3)由于培养基内含有pH指示剂,其颜色可在一定程度上间接反映细胞的生长状态,如呈橙黄色,表面细胞生长状态较好;如呈淡黄色,则可能是培养时间过长,营养不足,死亡细胞过多;如呈紫红色,则可能是细胞生长状态不好或已死亡。

(4)THP-1的生长状态依赖于细胞浓度,一般要保持在5×10^5～10×10^5/mL;适合在偏酸性环境下生长,对培养基pH变化非常敏感。

(5)细胞计数前,为了使结果更为准确,对贴附型细胞的消化要充分,使其尽量分散,以制备单细胞悬液。

(6)加样前应充分混匀细胞悬液,加样时应避免气泡的产生,加样量要适度,不要溢出盖玻片,也不要过少或带气泡。

(7)对于贴附型细胞,若镜下计数时遇到两个以上细胞组成的细胞团,应按单个细胞计算;如细胞团占10%以上,说明消化不充分,需重新制备细胞悬液后再计数。

(8)台盼蓝染色标本应在15分钟内检查计数,因为台盼蓝染液可迅速地使死细胞染上蓝色,延长时间后活细胞也将着色,时间过长则不便于分辨细胞的死活。

【实验结果与分析】

1. 培养细胞形态类型观察结果

(1)贴附型细胞:①传代培养3天肝细胞的形态为不规则多角形,细胞间连接紧密,彼此相嵌排列,为典型的上皮型细胞。②传代3天的真皮成纤维细胞胞体多呈梭形,部分细胞有数个长短不等的突起,细胞彼此间连接较为疏松,细胞呈放射状排列,为典型的成纤维型细胞。

(2)悬浮型细胞:THP-1呈均一圆形,折光度良好。

2. 细胞培养结构的观察

(1)贴壁型细胞:在高倍镜下进行观察,培养3天的肝细胞或成纤维细胞中较少有颗粒出现,透明度较高,有很强的折光性,细胞轮廓很浅、不明显,培养基内看不到悬浮的细胞和碎片,表明细胞处于良好的生长状态。与此相比,培养7天的细胞整体轮廓明显增强,细胞质中有较多粗大的颗粒,整个细胞的透明度降低,细胞质常出现空泡,细胞变得不规则,失去原有的特点。

(2)悬浮型细胞:当细胞边缘清楚、透明发亮时,无颗粒生长,则状态良好;反之,则状态较差或已死亡。

3. 细胞计数

将记录的计数板四角大方格中的细胞数代入以下公式,可得出细胞密度。

$$\frac{\text{细胞数}}{\text{原液体积(mL)}}=\frac{\text{4 大格细胞数之和}}{4}\times 10^4\times \text{稀释倍数}$$

【思考与练习】

(1)经细胞培养,显微镜下观察,细胞尚未铺满整个细胞培养瓶,但换液后培养液的颜色很快变黄,试分析其原因?

(2)培养液的颜色属于正常,但细胞生长变得缓慢或停止生长,是什么原因造成的?

(3)表2-1中哪些是贴附型细胞培养数天后观察计数的结果?

表2-1 实验结果

瓶	培养基		镜下观察				计数	
	清澈度	颜色	细胞界限	胞内颗粒	空泡	碎片	总细胞数	死细胞数
甲	混浊	黄	不清	多	多	满视野	6×10^4	5×10^4
乙	清澈	橙黄	清楚	少	少	无	9×10^4	2×10^2
丙	清澈	黄	清楚	较多	较多	有	2×10^6	5×10^4
丁	清澈	紫红	不清	多	多	多	2×10^4	1×10^4

1)根据表 2-1,分析各瓶细胞的生长情况是

A. 细胞生长状态良好　B. 培养时间太短　C. 细胞污染可能性大

D. 细胞与环境生长不适应　E. 细胞营养不足

甲( )　乙( )　丙( )　丁( )

2)根据你的判断,应采取的措施是

A. 将细胞弃去　B. 立即更换新鲜培养液　C. 立即传代

D. 放置,继续培养　E. 换到新的培养瓶中

甲( )　乙( )　丙( )　丁( )

实验三　培养细胞生长曲线的绘制和分裂指数的测定

【目的与要求】

(1)掌握哺乳动物细胞分裂指数的测定方法。

(2)掌握四唑盐比色实验检测细胞存活和生长情况的方法。

(3)掌握计数法测定哺乳动物细胞生长曲线的一般方法。

(4)熟悉测定生长曲线的基本原理、方法。

(5)了解测定细胞生长曲线的实际应用。

【实验原理】

生长曲线是测定细胞绝对细胞数生长数的常用方法,也是判定细胞活力的重要指标,是培养细胞生物学特征的基本参数之一。由于细胞太小,无法测定单个细胞的生长状态,因此可通过测定细胞群体的生长曲线来反映细胞的生长状态。一般细胞传代之后,经过短暂的悬浮后贴壁,随后度过长短不同的潜伏期,即进入快速生长的指数生长期。在细胞达到饱和密度后,停止生长,进入平台期(平顶期),然后退化衰亡。典型的生长曲线可分为潜伏期、指数生长期、平台期及退化衰老期4个部分,其中的3个不同生长时相(潜伏期、指数生长期和平台期)是每个细胞系所共有的特征。通过测定生长曲线,不仅可以了解培养细胞生物学特性的基本参数、测定细胞绝对生长数、判断细胞活力,而且也可用于测定药物等外来因素对细胞生长的影响。测定药物等外来因素对细胞生长的影响时,一般在对数生长期的1/3～1/2处加药,细胞计数的时间和次数则依实验目的而定。为了准确描述整个过程中细胞数目的动态变化,需连续对细胞进行计数,通常计数为6天,为精确起见,一般每次实验设3个平行重复。

四唑盐(MTT)是一种能接受氢原子的染料。活细胞线粒体中的琥珀脱氢酶能使外源性的MTT还原为难溶性的蓝紫色结晶物,并沉积在细胞中,而死细胞则无此功能。二甲基亚砜(DMSO)能溶解细胞中的紫色结晶物,用酶联免疫检测仪在490 nm波长处测定其光吸收值,可间接反映细胞数量。在一定细胞数范围内,MTT结晶物形成的量与细胞数成正比。

细胞分裂指数是指培养细胞中分裂细胞在全部细胞中所占的比例。它与生长曲线有一定的联系,如随着分裂指数的不断提高,细胞也进入指数生长期。分裂指数是细胞群体中分裂细胞所占的百分比,它是测定细胞周期的一个重要指标,也是不同实验研究选择细胞的重要依据，一般要求观察的细胞数在1000个以上。

【实验用品】

1. 实验材料

贴壁培养的HeLa细胞系。

2. 实验器材

18 mm×18 mm盖玻片、细胞培养瓶、6孔板、24孔板、96孔板、微量移液器、移液管、离心管、乙醇棉球、酒精灯、血细胞计数板、倒置显微镜、超净工作台、二氧化碳细胞培养箱、废弃缸、振荡混合仪、酶标仪、电磁力搅拌机、台式离心机、微孔滤器、小烧杯(100 mL)、15 mL离心管、50 mL离心管等。

3. 实验试剂

D-Hanks液、胰蛋白酶(0.25%)-EDTA(0.02%)混合消化液、含10%血清的DMEM培养基、RPMI-1640培养基、双抗(青霉素和链霉素，两者的最终浓度都达到100 U/mL)、95%乙醇、吉姆萨染液、MTT溶液、PBS缓冲液、DAPI染料、甲醇、冰醋酸、DMSO等。

【实验试剂的配制】

(1)吉姆萨染液：称取吉姆萨粉末0.5 g，先加入几滴甘油研磨，再加入甘油，加入的甘油总量为33 mL，于56 ℃中保温90～120分钟，然后加入33 mL甲醇，置入棕色瓶中保存，即为吉姆萨原液，使用时一般用PBS缓冲液稀释10倍。临染色前，在每毫升蒸馏水中加入上述原液1滴，即成吉姆萨染液。需要注意的是，所用的蒸馏水必须是中性或者微碱性的，如果偏酸性，可用1%碳酸钾调整。细胞固定的玻片经过甲醇固定干燥后，在其上滴加足量染色液，或将玻片浸入盛满染色液的染缸中，染色30分钟，或者染色数小时至24小时，取出，水洗，吸干或烘干，镜检。经染色后，细菌呈蓝青色，组织细胞的细胞质呈红色，细胞核呈蓝色。

(2)MTT溶液：此法中的MTT浓度为5 mg/mL，一般最好现用现配。称取MTT粉末250 mg，放入小烧杯中，加50 mL的PBS缓冲液(pH值为7.4，0.01 mol/L)或无酚红的培养基，在电磁力搅拌机上搅拌30分钟，用0.22 μm的微孔滤器除菌，分装，于4 ℃下避光保存备用，2周内有效。在溶液配制和保存的过程中，容器最好用铝箔纸包住；或配制成5 mg/mL，在−20 ℃下长期保存，避免反复冻融，最好小剂量分装，用避光袋或是黑纸、锡箔纸包住，避光，以免分解。当MTT变为灰绿色时，就绝对不能再用了。

MTT有致癌性，用的时候应小心。配制MTT时，可用PBS缓冲液溶解，也有人用生理盐水配制，60 ℃水浴助溶。

(3)PBS缓冲液：NaCl 8 g，KCl 0.2 g，Na_2HPO_4 1.44 g，KH_2PO_4 0.24 g，调节pH值为7.4，定容至1 L。

【实验内容与方法】

1. 细胞生长曲线绘制

(1)计数法:具体如下。①接种24孔板:取生长良好的单层HeLa细胞,用胰蛋白酶(0.25%)-EDTA(0.02%)混合消化液消化后,加入一定量的培养基,制成细胞悬液后计数。根据细胞计数结果,按5×10^4/mL做传代培养,接种于24孔板中,共接种21孔细胞,每孔1 mL;余下3孔可设为传代培养的对照。②细胞计数:24小时后,每天记录细胞数目,每次取3孔细胞分别进行计数,计算平均值,连续计数7天;用胰蛋白酶消化形成细胞悬液,取少量细胞悬液,与0.4%台盼蓝染液按1∶1混合,染色3~5分钟,之后利用血细胞计数板进行细胞计数。③绘制细胞生长曲线:根据细胞计数结果,以培养时间(天)为横坐标、单位细胞数(细胞数/毫升)为纵坐标,在半对数坐标纸上,将各点连成曲线,即可获得细胞的生长曲线。细胞生长曲线的测定需要分别做两组实验,即10%血清和1%血清培养细胞的生长曲线,并比较结果。

(2)MTT法:具体如下。①接种细胞:用0.025%胰蛋白酶消化单层培养细胞,用含10%胎牛血清的RPMI 1640培养液配成单个细胞悬液,以每孔10^3~10^4个细胞接种于96孔培养板中,每孔体积为200 μL。②培养细胞:将培养板移入二氧化碳细胞培养箱中,在37 ℃、5% CO_2及饱和湿度条件下培养(培养时间取决于实验目的和要求)。③呈色:每孔加入MTT溶液(5 mg/mL)20 μL,于37 ℃孵箱中继续孵育4小时,终止培养,小心吸取并弃去孔内培养上清液。对于悬浮生长的细胞,需离心(1000 r/min,5分钟),然后弃去孔内培养液;每孔加入150 μL DMSO,振荡10分钟,使结晶物充分溶解。④比色:选择490 nm波长,在酶联免疫检测仪上测定各孔的光吸收值,记录结果。最后,以时间为横坐标、光吸收值为纵坐标,绘制细胞生长曲线。

2. 细胞分裂指数测定

(1)将细胞铺在载玻片上:取处于对数生长期的单层HeLa细胞,用胰蛋白酶(0.25%)-EDTA(0.02%)混合消化液消化后,加入一定量的培养基,制成细胞悬液后计数。根据细胞计数结果,按2×10^4~5×10^4/mL接种到铺有盖玻片的6孔板中,每孔4 mL,于37 ℃ 5%二氧化碳细胞培养箱培养。

(2)固定:每隔24小时取出1张盖玻片观察,用PBS缓冲液洗3次后,用95%乙醇固定10分钟(甲醇∶冰醋酸=3∶1,固定30分钟)。

(3)染色:用吉姆萨染液染色10分钟(5 mg/mL),之后用自来水或PBS缓冲液冲洗。

(4)镜检:待盖玻片晾干后,反扣在载玻片上镜检,通过观察细胞结构,对分裂期细胞及非分裂期细胞加以识别;或者盖在滴有甘油的载玻片上,封片后,在荧光显微镜下观察。

(5)细胞计数:选择细胞密度适中区域观察分裂细胞,进行细胞计数,最好一个视野一个视野地进行,对每一时间组的玻片取细胞数多、中、少3个区域各一区,共数1000个细胞,计算出每1000个细胞中的分裂相平均数值和所占百分比(或者同倍镜下取5个不同视野,计数分裂相细胞,取平均值,连续7天)。

(6)绘制分裂指数曲线：以时间(天)为横坐标、各时相点细胞分裂相的千分率为纵坐标，绘制分裂指数曲线图。分裂指数＝分裂期细胞数/观察总细胞数×100%。

【注意事项】

(1)为减少消化造成的误差，可以定量加入胰蛋白酶，充分消化后直接进行计数。

(2)细胞生长曲线虽然最为常用，但有时其反映数值不够精确，存在20%～30%的误差，需结合其他指标进行分析。

(3)在生长曲线上，细胞数量增加一倍的时间，称为细胞倍增时间，可以从曲线上换算出来。

(4)在进行生长曲线的测定时，接种到培养板孔中的细胞数量应保持每孔一致，接种量应适当，不能过少或过多，过少将使细胞生长周期延长，过多将导致细胞在实验未完成前即需传代，这两种情况下所得到的生长曲线并不能较准确地反映细胞的生长状况。

(5)用MTT法测定细胞生长曲线时，需选择适当的细胞接种浓度，在进行实验前，对每一种细胞都应测定其贴壁率、倍增时间以及不同接种细胞数条件下的生长曲线，然后确定实验中每孔的接种细胞数和培养时间。

(6)用MTT法测定细胞生长曲线时，应避免血清干扰，一般选小于10%胎牛血清的培养液进行实验。

(7)用MTT法测定细胞生长曲线应设置空白对照，与实验平行，设置不加细胞只加培养液的空白对照孔，最后比色时，以空白对照孔调零。

(8)在进行细胞分裂指数测定时操作要轻，以免使盖玻片上的细胞脱落。

(9)测定培养细胞分裂指数时，接种到每一盖玻片上的细胞数量也需保持一致；因接近或即将完成的分裂细胞易同未分裂的细胞相混淆，故需进行特别仔细的观察，通过制定统一的划分标准，减少误差的产生。

【实验结果与分析】

1. 细胞生长曲线

(1)计数法测定细胞生长曲线：培养细胞的生长曲线在正常情况下通常呈“S”形。观察曲线可发现：培养初期(1～2天)的细胞数呈下降趋势，这段时期即为细胞滞留期(潜伏期)；滞留期之后的3～5天，细胞数增加显著，呈对数增长的趋势，此时细胞进入对数生长期；当对数生长期细胞数达到高峰，细胞生长逐渐停止，细胞数量进入稳定状态，此时即为平台期(平顶期)。细胞计数结果如表2-2所示。

表2-2　细胞计数结果

天数	0	1	2	3	4	5	6	7
细胞数(万/瓶)	5.9	12	24	66	93	321	318	210
细胞数(万/mL)	1.9	4	8	22	31	107	106	70

根据细胞计数结果,绘制生长曲线,如图 2-2、图 2-3 所示。

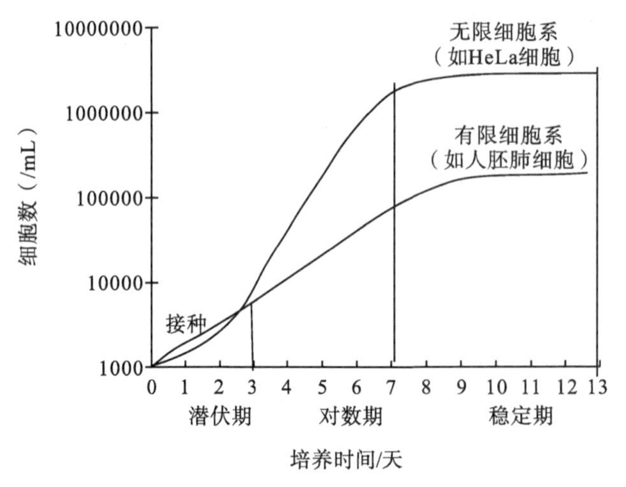

图 2-2 细胞的生长曲线

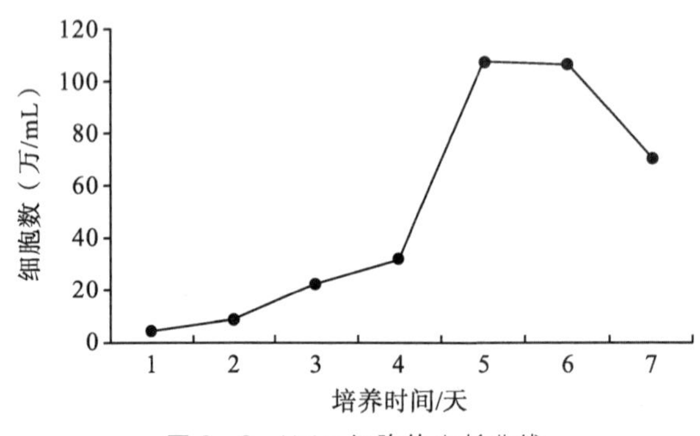

图 2-3 HeLa 细胞的生长曲线

由图 2-2 和图 2-3 可以看出,实际所得的生长曲线与理论生长曲线有一定差距,主要表现在潜伏期和倍增时间不明显,这可能是由于计数误差造成的:①理论上,应该每人接种 21 瓶细胞,每天取 3 瓶计数,但实际每人只接种了 8 瓶,每天仅计数 1 瓶细胞,无平行样品取平均值来消除误差。②每瓶细胞没有重复计数 2 次或 3 次。③未做染色,有时死细胞与活细胞区分不清,可能导致计数不准。④由于操作不熟练,胰蛋白酶消化时间控制不当(过长或过短),也能导致细胞计数误差。

(2)MTT 法测定细胞生长曲线及生长速度:选择 492 nm 波长,在酶联免疫检测仪上测定各孔波长吸光度(A)值的差值;以时间为横轴、A 值为纵轴,绘制生长曲线(图 2-4)。

2. 细胞分裂指数曲线

培养细胞分裂指数曲线与细胞生长曲线呈现较为相似的变化趋势:培养初期(1~2 天),分裂指数上升较缓;3~5 天后分裂指数增长趋势显著,表明细胞增殖旺盛;随着培养时间的延长,分裂指数逐渐下降,显示细胞的增殖能力减弱,当分裂指数接近零时,培养细胞的分裂已趋于停止,如图 2-5 所示。

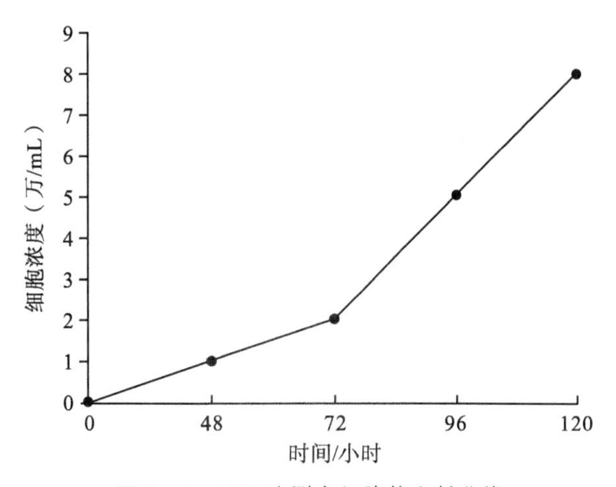

图 2-4 MTT 法测定细胞的生长曲线

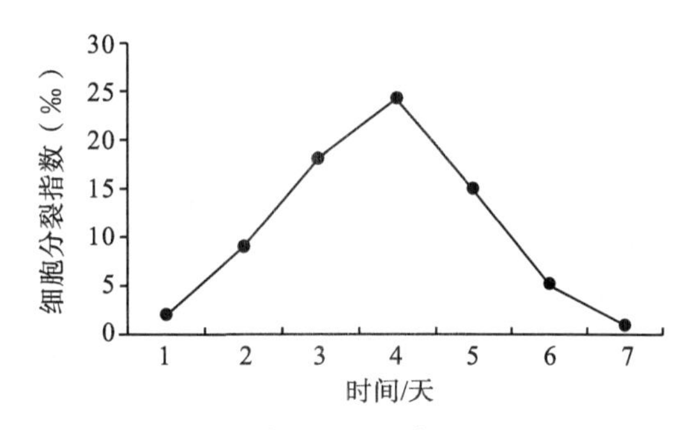

图 2-5 培养第 3 代细胞分裂指数曲线

【思考与练习】

(1)细胞接种的密度与细胞生长曲线的测量结果之间有什么关系?

(2)为了尽量减少误差,应在哪些环节上多加注意?

实验四　细胞的传代培养

【目的与要求】

(1)掌握悬浮型细胞传代培养的方法。

(2)了解贴壁型细胞消化法传代培养的基本操作过程。

【实验原理】

体外培养的原代细胞或细胞株要在体外持续地培养就必须传代，以便获得稳定的细胞株或得到大量的同种细胞，并维持细胞种的延续。培养的细胞形成单层汇合以后，由于密度过大、生存空间不足而引起营养枯竭，将培养的细胞分散，从容器中取出，以 1∶2 或 1∶3 以上的比率转移到另外的容器中进行培养，即为传代培养。

细胞"一代"指从细胞接种到分离再培养的一段时期，与细胞世代或倍增不同。在一代中，细胞倍增 3～6 次。细胞传代后，一般经过 3 个阶段，即游离期、指数增生期和停止期。常用细胞分裂指数表示细胞增殖的旺盛程度，即细胞群的分裂相数/100 个细胞。一般细胞分裂指数在 0.2%～0.5%，肿瘤细胞可达 3%～5%。细胞接种 2～3 天分裂增殖旺盛，是活力最好的时期，称为指数增生期(对数生长期)，适宜进行各种实验，也是冻存细胞的最佳时期。

【实验用品】

1. 实验材料

HeLa 细胞系、悬浮型细胞株。

2. 实验器材

高压灭菌锅、细胞培养瓶、37 ℃水浴锅、微量移液器、移液管、15 mL 无菌离心管、75%乙醇棉球、酒精灯、血细胞计数板、倒置显微镜、超净工作台、台式离心机、二氧化碳细胞培养箱、废弃缸等。

3. 实验试剂

PBS 缓冲液、D - Hanks 液、RPMI - 1640 培养基、胎牛血清、双抗(青霉素和链霉素，两者的最终浓度都达到 100 U/mL)、胰蛋白酶(0.25%)- EDTA(0.02%)混合消化液等。

【实验内容与方法】

1. 传代前准备

(1)预热培养液：把培养液、PBS 缓冲液和胰蛋白酶放入 37 ℃水浴锅内预热。

(2)无菌处理:用75%乙醇棉球擦拭经过紫外线照射的超净工作台和双手。

(3)正确摆放使用的器材:保证足够的操作空间,不仅便于操作,而且可减少污染。

(4)观察细胞状态:从培养箱中取出细胞,注意取出细胞时要旋紧瓶盖,在显微镜下观察细胞状态。

(5)无菌操作:点燃酒精灯,注意火焰不能太小,将细胞培养瓶在酒精灯火焰上灼烧,以达到消毒的目的。

2. 胰蛋白酶消化

(1)消化:将长成单层的HeLa细胞从37 ℃ 5%二氧化碳细胞培养箱中取出,在超净工作台中小心弃去培养瓶中的培养液,用PBS缓冲液清洗,加入适量胰蛋白酶(0.25%)-EDTA(0.02%)混合消化液(消化液的量以能盖住细胞为好),于37 ℃静置3～5分钟。

(2)显微镜下观察:在倒置显微镜下观察被消化的细胞,待到细胞变圆、胞质回缩、彼此不连接为止。

(3)终止消化:弃去胰蛋白酶(0.25%)-EDTA(0.02%)混合消化液,注意更换吸管,加入新鲜的培养液,终止消化。

3. 制备细胞悬液

(1)用无菌吸管将已经消化的细胞吹打成细胞悬液。

(2)离心:将细胞悬液移入10 mL无菌离心管中,以800～1000 r/min离心6～8分钟。

(3)制备细胞悬液:弃去上清液,加入2 mL新鲜培养液,用无菌吸管轻轻吹打细胞,制成细胞悬液。

4. 计数

在倒置显微镜下观察细胞数量,必要时进行计数;吸取少量细胞悬液于血细胞计数板的小室中,在普通光学显微镜下计数,根据结果将细胞浓度调整至5×10^5/mL。需要注意的是,密度过小会影响传代细胞的生长,传代细胞的密度应该不低于5×10^5/mL,最后要做好标记。根据细胞传代培养过程中接种数及细胞生长周期,计算细胞接种数。

5. 分装稀释细胞

(1)分装:将细胞悬液分装至2～3个培养瓶中,加入适量培养基,旋紧瓶盖。

(2)继续培养:用75%乙醇棉球擦拭细胞培养瓶,适当旋紧瓶盖,送回37 ℃ 5%二氧化碳细胞培养箱中继续培养。传代2小时后细胞开始贴附在瓶壁上,当生长细胞铺展面积占培养瓶底面积的25%时,为“+”;占50%时,为“++”;占75%时,为“+++”。

6. 悬浮细胞的传代

(1)判断是否需要传代:放平细胞培养瓶,当悬浮细胞生长到瓶壁的85%～90%时,即可传代。

(2)离心:吸出细胞培养液,移入无菌离心管中,以800～1000 r/min离心5分钟。

(3)分装稀释细胞:弃去上清液,加入适量新鲜培养基,混合均匀后,依稀释比例转移至新的细胞培养瓶中,送回37 ℃ 5%二氧化碳细胞培养箱中继续培养。

【注意事项】

(1)严格执行无菌操作:传代培养时要注意无菌操作,所有操作要尽量靠近酒精灯火焰。

(2)适度消化:消化的时间受消化液的种类、配制时间、加入培养瓶中的量等诸多因素的影响,消化过程中应该注意培养细胞形态的变化,一旦有胞质回缩、连接变松散,或有成片浮起的迹象,就要立即终止消化。

(3)防止细胞之间的交叉污染:每次最好只进行一种细胞的操作,每一种细胞使用一套器材,培养用液应严格分开。

(4)每天观察细胞形态,掌握好细胞是否健康的标准:形态饱满、遮光性好、生长致密时,即可传代。

(5)若发现细胞有污染迹象,应立即采取措施,一般应废弃污染的细胞,如果必须挽救,可加含有抗生素的培养基反复清洗,随后应在培养基中加入较大量的抗生素,并需经常更换培养基。

【实验结果与分析】

贴附型细胞:一般情况下,传代后的细胞在2小时左右就能附着在培养瓶壁上,2～4天就可在瓶内形成单层,需要再次进行传代。

【思考与练习】

(1)试述传代细胞的步骤和注意事项,并指出哪些是关键步骤。

(2)判断细胞健康的标准是什么?

实验五　MTT 法对细胞生长状况的检测

【目的与要求】

(1)掌握 MTT 法检测细胞生长存活以及生长的基本原理和步骤。

(2)了解 MTT 法的基本应用。

【实验原理】

细胞生长检测的方法很多,包括碱性磷酸酶检测法(AKP 法)、Alamarblue TM 摄入法、NAG 法、XTT 法、^{3}H 脱氧胸苷掺入法、三磷酸腺苷检测法(ATP 法)、直接计数法等。其中,AKP 法和 ATP 法的检测需要荧光分光光度计,^{3}H 脱氧胸苷掺入法具有放射性,直接计数法工作量较大,不同方法的缺点限制了各自的使用范围。

MTT 的化学名称为 3 -(4,5 -二甲基噻唑- 2)- 2,5 -二苯基四氮唑溴盐,是一种黄色染料,可接受氢原子而发生显色反应。活细胞中的线粒体具有琥珀酸脱氢酶,能够使外源的 MTT 还原为难溶性的蓝紫色结晶物甲瓒并沉积在细胞中,而死细胞缺乏线粒体活性,因此无此活性。在一定数量的细胞范围内,MTT 结晶形成的量与细胞数目成正比。近年来的研究已证实,蓝紫色结晶物最佳吸收光波为 570 nm。DMSO 能够溶解甲瓒,用酶标仪在 570 nm 波长下可测定其光吸收值(OD 值),间接反映活细胞的数量。研究显示,MTT 法与其他检测细胞活性的方法之间具有良好的相关性。MTT 法以其灵敏度高、重复性好、操作简便、经济安全等优点,得到了广泛应用。该方法已广泛应用于一些生物活性因子的活性检测、大规模的抗肿瘤药物筛选、细胞毒性实验及肿瘤放射敏感性测定等方面。在抗肿瘤药物筛选中,通过比较对照与处理组间细胞的存活率,可以判断抗肿瘤药物的作用强度。

$$细胞存活率=实验组光吸收值/对照组光吸收值\times 100\%$$

MTT 法的缺点:由于 MTT 经还原所产生的甲瓒产物不溶于水,需被溶解后才能进行检测,不仅使工作量增加,也会对实验结果的准确性产生影响。此外,溶解甲瓒的有机溶剂对实验操作者也会产生一定的损害。

【实验用品】

1. 实验材料

HeLa 细胞系、悬浮细胞系。

2. 实验器材

高压灭菌锅、细胞培养瓶、微量移液器、移液管、96 孔培养板、15 mL 无菌离心管、小烧杯、酒精灯、倒置相差显微镜、混合振荡器、台式离心机、水浴锅、酶标仪、超净工作台、二氧化碳细胞培养箱、废弃缸等。

3. 实验试剂

PBS缓冲液、D-Hanks液、RPMI-1640培养基、含10%的胎牛血清、双抗(青霉素和链霉素,两者的最终浓度都达到100 U/mL)、胰蛋白酶(0.25%)-EDTA(0.02%)混合消化液、DMSO、MTT溶液(5 mg/mL,最好现用现配)、三联溶解液等。

【实验试剂的配制】

三联溶解液:作用同DMSO,可溶解甲瓒。

配制方法:取10 g十二烷基硫酸钠(SDS)、5 mL异丁醇、0.1 mL 10 mol/L盐酸,用双蒸水溶解,配成100 mL溶液。该溶解液不需要去除原培养基,但溶解较慢;因含有SDS,在低温保存时易产生结晶,故在用之前必须提前在室温下回温,将SDS结晶全部溶解后再使用。

【实验内容与方法】

1. 贴壁型细胞

(1)铺96孔细胞培养板:用胰蛋白酶(0.25%)-EDTA(0.02%)混合消化液消化HeLa细胞,并用含10%的胎牛血清的RPMI-1640培养基制成单个细胞悬液,以每孔10^3～10^4个细胞接种于96孔培养板中,体积为100 μL,边缘孔用无菌PBS缓冲液填充;将细胞分成2组,其中一组加MTT,通过吸光值测定细胞数目;另一组采用血细胞计数板计数。

(2)培养或药物处理:将上述细胞培养板置于37 ℃ 5%CO_2以及饱和湿度的培养箱中培养,培养3～5天,至细胞单层铺满孔底(96孔平底板)。若需检测药物对细胞的作用,可加入一定浓度梯度的药物,一般设置5～7个梯度,每孔100 μL,设置3～5个复孔(最好为5个)。原则上,细胞贴壁后即可加药,亦可过2小时或半天时间加药(如前一天下午铺板,次日上午加药)。

(3)MTT法处理:培养结束后,其中一组每孔加入5 mg/mL MTT溶液20 μL(若待测药物与MTT能够反应,可先离心后弃去培养液,小心用PBS缓冲液冲洗2次或3次后,再加入含MTT的培养液),于37 ℃继续孵育4小时,终止培养;小心吸取孔内的上清液(对悬浮细胞进行离心),弃去上清液,并加入150 μL DMSO,置摇床上低速振荡10分钟,使紫色结晶溶解;或不必弃去上清液,直接加三联溶解液过夜,第二天早晨置摇床上低速振荡10分钟,使紫色结晶溶解。另一组用胰蛋白酶(0.25%)-EDTA(0.02%)混合消化液消化,并用培养基调整体积至200 μL,之后吸取一定量的细胞悬液滴加在血细胞计数板上,进行计数。

(4)同时设置调零孔(培养基、MTT、DMSO/三联溶解液)、对照孔(细胞、相同浓度的药物溶解介质、培养液、MTT、DMSO/三联溶解液),在酶标仪570 nm波长处测定各孔的吸光值(OD 值),并记录结果。

2. 悬浮型细胞

(1)收集对数期细胞,调节细胞悬液浓度至 1×10^6/mL。配制反应体系:细胞悬液 50 μL(即 5×10^4 个细胞/孔),放线菌素 D(有毒性)10 μL(储存液 100 g/mL,需预试寻找最佳稀释度 1∶10～1∶20),待检测物 10 μL,RPMI－1640(无血清)培养基,补足至 100 μL。将上述反应体系加入 96 孔板中(边缘孔用无菌 PBS 缓冲液填充),每板需设置空白对照(100 μL RPMI－1640 培养基)。

(2)置 37 ℃ 5% CO_2 中孵育 16～48 小时,在倒置显微镜下进行观察。

(3)每孔加入 10 μL MTT 溶液(5 mg/mL,即 0.5% MTT),继续培养 4 小时〔悬浮型细胞推荐使用水溶性四唑盐 WST－1,培养 4 小时后可跳过步骤(4)〕,直接使用酶联免疫检测仪 OD＝570 nm(630 nm 校准)测量各孔的吸光值。

WST－1 是一种类似于 MTT 的化合物,在电子耦合试剂存在的情况下,可以被线粒体内的一些脱氢酶还原生成橙黄色的甲瓒。细胞增殖越多越快,则颜色越深;细胞毒性越大,则颜色越浅。WST－1 是 MTT 的一种升级替代产品,和 MTT 或其他 MTT 类似产品(如 XTT、MTS 等)相比有明显的优点。首先,MTT 被线粒体内的一些脱氢酶还原生成的甲瓒不是水溶性的,需要由特定的溶解液来溶解;而 WST－1 和 XTT、MTS 产生的甲瓒都是水溶性的,可以省去后续的溶解步骤。其次,WST－1 产生的甲瓒比 XTT 和 MTS 产生的甲瓒更易溶解。再次,WST－1 比 XTT 和 MTS 更加稳定,使实验结果更加稳定。另外,WST－1 和 MTT、XTT 等相比,线性范围更宽、灵敏度更高,可以用于细胞因子等诱导的细胞增殖检测,也可以用于抗癌药物等对细胞有毒试剂诱导的细胞毒性检测或一些药物诱导的细胞生长抑制检测等。WST－1 使用时无须同位素,所有的检测步骤仅在同一块 96 孔板内完成;不必洗涤细胞,不必收集细胞,也不必采用额外步骤去溶解甲瓒。WST－1 对细胞无明显毒性,加入 WST－1 显色后,可以在不同时间反复用酶标仪读板,使检测时间更加灵活,便于找到最佳测定时间。

(4)以 800～1000 r/min 离心 10 分钟,小心吸掉上清液,每孔加入 100 μL DMSO,置摇床上低速振荡 10 分钟,使结晶物充分溶解;或不必弃去上清液,直接加三联溶解液过夜,第二天早晨置摇床上低速振荡 10 分钟,使紫色结晶溶解。在酶联免疫检测仪 OD＝570 nm 测量各孔的吸光值。

(5)同时设置调零孔(培养基、MTT、DMSO/三联溶解液),对照孔(细胞、相同浓度的药物溶解介质、培养液、MTT、DMSO/三联溶解液),每组设置 3 个复孔。

【注意事项】

(1)酶标仪测试的 OD 值仅在适当的细胞浓度时与细胞数目呈线性关系,因此实验中必须将细胞调整到适当的浓度;在进行 MTT 实验前,对每一种细胞都应测其贴壁率、倍增时间及不同接种细胞数条件下的生长曲线,然后确定实验中每孔的接种细胞数和培养时间。

(2)血清物质会干扰 OD 值,因此一般选小于 10%胎牛血清的培养液进行培养,在显色后尽可能吸净孔内残余的培养液。

(3)细胞密度要根据不同细胞的特点而定,一般悬浮型细胞每孔细胞数可达到 10^5 个,贴壁型细胞可达 10^3 ～ 10^4 个。

(4)需要设置调零孔:与实验孔平行,设置不加细胞仅加培养基的调零孔,其他实验步骤保持一致,比色时以调零孔调零。

(5)测定药物对于细胞抑制的效率时,根据测定的 OD 值得到不同时间点的抑制率,绘制出曲线,待曲线变得平坦(平台期)时,即为最佳时间点,原因在于此时期细胞增殖抑制表现最为明显。

(6)MTT 法只能测定细胞相对数和相对活力,不能测定细胞绝对数。做 MTT 时,尽量执行无菌操作,因为细菌可导致 MTT 比色 OD 值的升高。

(7)若检测药物对细胞的生长抑制率,实验时应设置调零孔、对照孔、加药孔。调零孔加培养基、MTT、二甲亚砜;对照孔和加药孔都要加细胞、培养液、MTT、二甲亚砜,不同的是对照孔加溶解药物的介质,而加药孔加入不同浓度的药物。

(8)加入 DMSO 后,用振荡器轻轻振荡 5～10 分钟,要严格控制时间,否则放置时间过长,会影响结果,使得值偏大,结果不可信。

【实验结果与分析】

记录不同培养时间细胞数目和 OD 值,并分别以时间为横坐标、细胞数目或 OD 值为纵坐标,绘制细胞生长曲线。

【思考与练习】

比较细胞计数与 MTT 法测试结果的关系。

实验六　细胞的冻存与复苏

【目的与要求】

(1)掌握细胞冻存与复苏的常规操作。

(2)了解细胞冻存与复苏的原理。

【实验原理】

细胞冻存与复苏是细胞培养的常规工作,可以解决细胞因为连续继代造成的退变或转化。当温度降至-5 ℃时,细胞将产生以下变化:细胞器脱水,在细胞中形成冰晶,对细胞器造成损伤,因此细胞冻存与复苏的基本原则是慢冻快融,实验证明,这样可最大限度地保存细胞活力。冻存通常是指将细胞冷冻储存在-196 ℃的液氮中。如在不加任何保护剂的情况下,直接对细胞加以冻存,会导致细胞内外的水分迅速形成冰晶,进而对细胞结构与功能造成一系列的损害,如机械损伤、蛋白质变性、电解质升高等,最后可引起细胞死亡。为了避免细胞内冰晶的形成,在冻存细胞时,常向培养液中加入适量的 DMSO 或甘油,这是两种对细胞无毒性的物质,因其分子量较小而溶解度大,较易穿透进入细胞中,可增大膜对水的通透性,促进细胞外冰冻造成的脱水效果,配合以缓慢冷冻的方法,可使细胞内的水分逐步地渗透出胞外,避免了冰晶在细胞内大量形成,使细胞内冰点下降,减少水分子形成冰晶,可保护酶和蛋白质等,添加浓度为 5%~10%。DMSO 对二倍体细胞的毒性较甘油小,所以对某些细胞的冻存,DMSO 优于甘油。

复苏是指将冻存的细胞从-196 ℃液氮中取出,立即放入 37~40 ℃水浴中(30~60 秒内可融化),使其活力恢复的过程。快速融化的手段可以保证细胞外结晶在很短时间内融化,避免因缓慢融化使水分渗入细胞内形成胞内再结晶而对细胞造成损害。复苏成功的细胞可以保持很高的活力。细胞对冷冻保护剂特别敏感,解冻后的细胞应先通过离心去除冷冻保护剂,然后再接种到含完全培养液的培养瓶中。

【实验用品】

1. 实验材料

培养的贴壁细胞(70%~80%融合)、于液氮中冻存的细胞。

2. 实验器材

细胞培养瓶、微量移液器、移液管、15 mL 无菌离心管、小烧杯、酒精灯、倒置显微镜、水浴锅、超净工作台、二氧化碳细胞培养箱、废弃缸、台式离心机、液氮罐等。

3. 实验试剂

PBS缓冲液、D-Hanks液、RPMI-1640培养基、胎牛血清、双抗(青霉素和链霉素,两者的最终浓度都达到100 U/mL)、胰蛋白酶(0.25%)-EDTA(0.02%)混合消化液、冻存液等。

【实验试剂的配制】

冻存液:用一次性注射器将10 mL DMSO或已消毒的甘油加至90 mL已抽滤、含10%胎牛血清的DMEM培养基中,将两者充分混匀后,即为细胞冻存液,于4 ℃下保存,备用。

【实验内容与方法】

1. 细胞的冻存

(1)消化:按照传代的方法,用胰蛋白酶(0.25%)-EDTA(0.02%)混合消化液对处于对数生长期的单层细胞进行消化。

(2)离心:收集消化细胞于无菌离心管中,以800~1000 r/min离心5分钟。

(3)制备细胞悬液:弃去上清液,加入适量冻存液,用无菌移液管吹打细胞,制备单个细胞悬液,调整细胞密度为5×10^6~10×10^6/mL。

(4)每个冻存管分装细胞悬液1 mL,旋紧冻存管的盖子,并用蜡膜封严。

(5)缓慢降温冻存:将冻存管置于如下条件下逐步加以冻存,4 ℃,1小时;-20 ℃,2小时;-85 ℃,2小时;液氮。

2. 细胞的复苏

(1)快速融化:用止血钳从液氮罐中取出细胞冻存管1支,迅速将其置入37 ℃水浴中,不断摇动,使冻存的细胞悬液尽快融化。

(2)消毒:用乙醇棉球擦拭冻存管后,放入超净工作台中。

(3)制备细胞悬液:将已融化的细胞悬液用移液管移入无菌离心管中,加10倍体积的DMEM培养基,吹打,混匀。

(4)离心:以1500 r/min离心3分钟,弃去上清液。

(5)计数:加入培养液吹打沉淀的细胞,使其悬浮,对细胞进行计数。

(6)接种:按5×10^5/mL的细胞密度,将细胞接种在培养瓶中,置于培养箱中培养。

(7)观察:24小时后,取出培养瓶,观察细胞生长状况。

【注意事项】

(1)对数期的细胞增殖能力强,冻存后生存率较高,因此在进行细胞冻存时应尽量选择处于此期的细胞加以冻存。

(2)为了保证冻存的质量及复苏后细胞的成活率,冻存时应掌握好消化时间,消化过度将会对细胞造成损伤,复苏时细胞难以存活。此外,复苏后接种时,细胞的密度不能太低，最好控制在 $5\times10^6\sim10\times10^6$/mL，这样才能保证复苏成功。

(3)冻存细胞的生长状态要好，建议在冻存前 24 小时内对培养基进行换液，冻存前培养瓶中细胞的密度不宜过高。

(4)冻存液的配方可根据细胞种类不同进行适当调整，血清的浓度可以更高一些，甘油和 DMSO 的浓度可控制在 5%～20%。

(5)冻存管的瓶盖应封盖严密，以免复苏时细胞外溢。对一些冷冻耐受性较差的细胞，如胚胎细胞，冻存时应特别小心，可在冻存管外包裹一层棉花，以避免冻存过程中细胞受到损伤。

(6)在冻存后的数天里，任意选取 1 支冻存的细胞进行复苏，用以鉴定冻存效果。

(7)复苏时，从液氮取出冻存管到水浴中融化的过程要快，否则将会导致冰晶的形成，损伤细胞。同时，一次复苏的冻存管数量不要太多，否则会引起水浴锅中传热不佳，延缓冻存的细胞悬液融化的时间。

(8)在使用含有 DMSO 的冻存液时，由于 DMSO 在室温状态下易损伤细胞，因此在细胞加入冻存液后应尽快放入 4 ℃环境中。

(9)因 DMSO 有毒，另外还要防止被液氮冻伤，故复苏时应戴手套操作，最好戴上棉质手套。

(10)将细胞轻弹混匀，勿反复多次吹打。

(11)要经常检查液氮量，如发现液氮已挥发一半时，要及时补充。

【实验结果与分析】

刚复苏的细胞是悬浮于培养基中的，复苏成功的细胞 24 小时左右可贴壁，48 小时后即开始生长、增殖。复苏不成功的细胞将继续悬浮于培养液中，不能贴壁。

【思考与练习】

(1)细胞冻存过程中二甲亚砜的作用是什么？

(2)冻存细胞过程有哪些注意事项？冻存细胞的复苏有哪些操作要领？

实验七　细胞显微测量技术

【目的与要求】

(1)了解目镜测微尺的使用。

(2)掌握显微测量细胞大小的方法。

【实验原理】

显微测量是研究正常细胞及病理组织细胞的基本方法之一,可对细胞的大小(包括长度、面积和体积)进行测量。例如,测量细胞的核质比(细胞核体积/细胞质体积)可用于研究细胞分化、细胞癌变及细胞衰老等。在显微镜下用来测量细胞长度的工具,称为显微测微尺。

显微测微尺包括目镜测微尺(简称目尺)和物镜测微尺(简称台尺)两个部分,两尺需要配合使用。目镜测微尺是一个放在目镜像平面上的圆形玻片,中央有一个 5 mm 或 10 mm长的刻度尺,可被分成 50 格或 100 格,每格的实际长度因不同的物镜放大倍数和不同镜筒长度而有所不同。物镜测微尺为一块特制的载玻片,其中央为一圆形盖玻片封固的具有精细刻度的标尺,长度为 1 mm 或 2 mm,被分成 100 格或 200 格,每格的实际长度是 10 μm,标尺的外围有一圆形黑环,便于在普通光学显微镜下找到标尺的位置。

在对细胞大小进行测量时,首先需将目镜每一格实际长度用物镜测微尺加以核实,再用目镜测微尺去测定标本。

【实验用品】

1. 实验材料

培养的单层细胞悬液(10^4/mL)。

2. 实验器材

微量移液器、移液管、15 mL 无菌离心管、95%乙醇棉球、酒精灯、吸水纸、载玻片、普通光学显微镜、目镜测微尺、物镜测微尺等。

3. 实验试剂

碘液等。

【实验内容与方法】

(1)安装目镜测微尺:卸下显微镜目镜的上透镜,将目镜测微尺有刻度的一面向下,轻轻地放在光圈板上，再旋上目镜的上透镜，将目镜插入镜筒。

(2)校正目镜测微尺：将物镜测微尺有刻度的一面朝上，放在载物台上夹好，使物镜测微尺刻度位于视野中央；调焦，使物镜测微尺上的刻度清晰可见；小心移动物镜测微尺，对齐目镜测微尺的“0”与物镜测微尺的某段刻度线，然后仔细寻找目镜测微尺的“50”所对应的物镜测微尺的刻度线，计数重合刻度之间物镜测微尺的格数(移动物镜测微尺，重复 3 次，求出平均格数)。

换算公式：目镜测微尺每格长度(μm)＝物镜测微尺的平均格数/50 格(目镜测微尺的格数)×10 μm。

(3)制作细胞临时装片：在载玻片中央滴加培养细胞悬液，盖上盖玻片，从其一侧滴加碘液，用吸水纸在盖玻片另一侧吸出一部分液体，即可制成培养细胞的临时装片。

(4)测量：取下物镜测微尺，将培养细胞临时装片放在载物台上，移动细胞临时装片并转动目镜测微尺，使目镜测微尺与欲测定的细胞直径重叠，记录目镜测微尺的格数。

(5)清洗：将物镜测微尺和目镜测微尺先用自来水冲洗干净，后用 95％乙醇棉球擦拭，待干后放入盒中。

【注意事项】

(1)应使细胞悬液中的细胞尽量分散，若细胞彼此间发生重叠，细胞长度的测量将受到影响。

(2)在对齐物镜测微尺及目镜测微尺左边的“0”线前，应尽量将显微镜焦距调准，以便将误差减少到最小。

(3)当换用放大倍数不同的物镜进行测量时，物镜测微尺对目镜测微尺每格的实际长度应重新计算。

(4)在测量时，要把被测物体(细胞或细胞核)放在视野中央、目镜测微尺刻度线边缘，因为这个位置不仅镜像清楚、相差最小，而且能更准确地测量出细胞占据目镜测微尺的长度。

(5)所测定的细胞应少于 10 个，最后取其平均值。

【实验结果与分析】

记录细胞所占目镜测微尺的小格数，将该数乘以目镜测微尺每小格的实际长度，即可得到细胞的实际长度(大小)。

【思考与练习】

(1)分别求出使用低倍镜、高倍镜时目镜测微尺每格代表的长度。

(2)为什么要校正目镜测微尺？

实验八　细胞培养中支原体污染的检测

【目的与要求】

(1)了解细胞培养中支原体污染不同检测方法的原理及其优缺点。

(2)掌握细胞培养中支原体污染的检测方法。

【实验原理】

细胞培养中,最令人头痛的问题是微生物的污染,而支原体的污染最为常见。国内外研究表明,造成细胞培养污染的支原体主要有口腔支原体、精氨酸支原体、猪鼻支原体和莱氏无胆甾原体4种。除此之外,能够造成细胞污染的支原体种类还有很多,有些细胞甚至可同时感染2种以上的支原体。由于支原体体积很小,直径在0.2～2.0 μm,通常可以通过过滤膜而直接造成培养基或血清的污染。另外,被支原体污染的细胞培养液往往并不混浊,细胞受损程度并不明显,形态很少改变,这样就更增加了人们对其防范的难度。

从形态结构上来看,支原体形态多变、多吸附在细胞表面或散在细胞与细胞之间。从其理化和生物学特性上讲,所有支原体代谢均需要固醇,部分支原体代谢还需要精氨酸和葡萄糖。支原体的生存要比细菌要求高,同时除需基本营养物质外,还需10%～20%血清条件(最适pH值在7.8～8.0),多数支原体呈兼性厌氧,其繁殖方式主要是二分裂繁殖,分裂与其DNA复制不同步,可形成多核长丝体。由于支原体是一类缺乏细胞壁的微生物,因此对作用于细胞壁类的抗生素(如青霉素G)不敏感。支原体对热的抵抗力和细菌相似,对环境渗透压的变化比较敏感。

支原体对细胞的影响可以从两个方面考虑:一方面是对细胞的直接影响,细胞被支原体污染后,增殖缓慢,部分细胞变圆并从瓶壁上脱落,部分细胞虽然表面变化不十分明显,但实际上潜伏着多方面的危险。另一方面,支原体可以通过消耗培养基中的精氨酸来抑制细胞DNA、RNA的合成,降低细胞的抵抗力。因此,支原体污染对细胞的影响是非常广泛和深远的。

常用的检测支原体的方法有培养法、荧光染色法(DNA染色法)、聚合酶链反应(PCR)法、电镜观察法。

(1)培养法:最为可靠且成本低廉,但培养周期较长,不适合作为细胞培养液中支原体污染的快速检测方法,常用于细胞及临床治疗细胞的支原体检查。将待测样品先接种到支原体液体培养基中大量繁殖,再转接到支原体固体培养基中,培养一段时间后(大约

1个月)，如果固体培养基中出现典型的支原体菌落，则说明待测样品有支原体污染。然而，固体培养法无法检测污染细胞最常见的一种支原体，即猪鼻支原体(*M. Hyorhinis*，猪鼻支原体污染占所有细胞支原体污染的20%～50%)，这是因为猪鼻支原体无法在支原体固体培养基上形成可见的菌落。

(2)荧光染色法(DNA染色法)：用一种能和DNA特异结合的荧光染料(Hoechst 33258)染色，在荧光显微镜下进行检测的方法。将待检测样品接种到专门的指示细胞(如Vero细胞)中，培养一段时间后，用DNA荧光染料(Hoechst 33258，DAPI)进行染色，如果除了细胞核被染色外，细胞质也有大量的絮状核酸物质被荧光染料染色，那么这些处于细胞质的核酸物质就是支原体DNA。然而，该方法灵敏度太低，当检测呈阳性时，细胞通常已经被严重污染，而且需要用到专门的指示细胞，如果不用指示细胞而直接对目标细胞进行荧光染色，由于每种细胞繁殖和吸附支原体的能力差异极大，检测的准确性将比用Vero等指示细胞进行检测时要低得多；另外，该方法严重依赖实验人员的经验，可重复性较差。

(3)聚合酶链反应(PCR)法：是20世纪80年代中期建立起来的一种体外DNA扩增实验，其基本原理是酶促DNA合成反应，即在DNA模板、引物和脱氧核苷酸存在下，经DNA聚合酶的作用，使DNA链扩增延伸。该实验具有灵敏度高、特异性强、快速的特点(往往只需几小时)，可检测的支原体种类较多，但对实验环境的要求严格，如细胞培养数天后，培养液中经常含有严重抑制PCR扩增的代谢物，所以样品的前处理一般是PCR法不可或缺的环节。该实验成本较高，需要用到PCR仪、电泳槽、凝胶成像仪、离心机等仪器，PCR产物的电泳需要用到溴乙锭(EB)等潜在的致癌物质，有时还有假阳性和假阴性的现象。

(4)电镜观察法：扫描电子显微镜是一种利用电子束扫描样品表面从而获得样品信息的电子显微镜。它能产生样品表面的高分辨率图像，且图像为三维图像，能被用来鉴定样品的表面结构。利用电子显微镜的超级放大功能，可直接观察培养细胞中支原体的污染情况，非常直观、准确，但对使用环境要求高、操作复杂、实验周期长，常作为样品的最后定性检测。

(5)相差显微镜观察法：将细胞接种于事先放置于培养瓶内的盖玻片上，24小时后取出，用相差显微镜观察。支原体为呈暗色的微小颗粒，位于细胞表面和细胞之间，有时可见类似于布朗运动的表现，应注意与细胞破碎溢出的内容物(如线粒体等)进行区别。

一、培养法检测支原体

【实验用品】

1. 实验材料

精氨酸肉汤培养基、支原体琼脂培养基等。

2. 实验器材

微量移液器、移液管、15 mL 无菌离心管、乙醇棉球、酒精灯、普通光学显微镜、二氧化碳细胞培养箱等。

【实验试剂的配制】

改良 Hayflik 培养基:取 PPLO 肉汤粉 21 g、葡萄糖 1 g、25%酵母浸膏 10 g、4%酚红 2.5 mL,用 1 mol/L NaOH 调节 pH 值为 7.70,并定容至 1000 mL。若在此基础上添加终浓度为 100000 U/L 的青霉素、终浓度为 1 g/L 的丙酮酸和灭活马血清(200 mL/L),即为完全培养基。制备固体培养基需添加 10 g 琼脂粉,于 121 ℃高压灭菌 15～20 分钟。

【实验内容与方法】

(1)样品的储存:样品如在 24 小时以内进行支原体检测,可储存在 2～8 ℃;如果超过 24 小时,则样品应放置于－20 ℃以下保存。

(2)采用支原体琼脂培养基(半流体)检查支原体:将样品分别接种于 10 mL 半流体培养基中(已冷却至 36 ℃),每支培养基接种样品 0.5～1.0 mL,于 36 ℃下培养 21 天,每隔 3 天观察 1 次。

【实验结果与分析】

培养结束时,如有支原体生长,可在琼脂培养基中看到典型的彗星状和煎蛋状菌落出现。如已接种培养基均无支原体生长,则被检测样品合格。如果怀疑有支原体污染,可取加倍量样品复试,如果没有支原体生长,则视为合格;如果有支原体生长,则视为不合格。

二、荧光染色法(DNA 染色法)检测支原体

【实验用品】

1. 实验器材

荧光显微镜、二氧化碳培养箱、6 孔培养板或其他容器等。

2. 实验试剂

DMEM 完全培养基及无抗生素的 DMEM 培养基、固定液、生理盐水、去离子水、Hanks 液、pH 值为 5.5 的磷酸缓冲液、Hoechst 33258 工作液、乙酸-甲醇固定液。

【实验试剂的配制】

(1)Hoechst 33258 工作液:称取 5 mg Hoechst 33258,加入 100 mL 不含酚红和碳酸氢钠的 Hanks 液中,于室温下磁力搅拌 30～40 分钟,使其完全溶解,作为浓缩液,于－20 ℃避光保存。使用时,量取 99 mL 无酚红和碳酸氢钠的 Hanks 液,加入 1 mL

Hoechst 33258 浓缩液，混匀后备用。

(2)乙酸-甲醇固定液：即乙酸-甲醇(1∶3)混合液。

【实验内容与方法】

(1)盖玻片培养：将细胞于汇合前从瓶中取出，使细胞最好处于70%汇合；如细胞完全汇合，会影响支原体的观察。

(2)漂洗：将盖玻片置于培养皿中，用不含酚红的 Hanks 液漂洗；将细胞悬液先离心，弃去上清液后，再加入 Hanks 液漂洗。

(3)固定：向液体中加入 5 mL 乙酸-甲醇固定液，放置 10 分钟。

(4)漂洗：用生理盐水或去离子水漂洗，然后固定，方法同(3)。

(5)染色：加入 5 mL Hoechst 33258 工作液，在室温下放置 10 分钟。

(6)漂洗：吸出染液，用 5 mL 生理盐水或去离子水漂洗 3 次。

(7)观察：取出盖玻片，在空气中进行干燥处理，将细胞面向上，滴加 pH 值为 5.5 的磷酸缓冲液数滴，覆以盖玻片，在荧光显微镜下观察。

【注意事项】

(1)用盖玻片培养的细胞到达70%汇合时，观察效果最佳，不要使细胞完全汇合。

(2)在空气中进行干燥处理时，盖玻片的细胞面应向上。

【实验结果与分析】

(1)阳性结果：可见细胞周围或细胞膜上有大小不等、不规则荧光着色颗粒(绿色小点)。

(2)当阴性结果和阳性结果均成立时，实验有效，如有疑虑，应重做实验。

三、PCR 法检测支原体

【实验用品】

1. 实验材料

支原体检测试剂盒。

2. 实验器材

超净工作台、聚合酶链反应仪、电泳仪、凝胶成像分析系统、台式离心机、漩涡混悬器、紫外线灯等。

3. 实验试剂

去离子水、矿物油、10 mmol/L Tris－HCl 缓冲液(pH 值为 8.38)、50 mmol/L KCl、1.5～2.5 mmol/L $MgCl_2$、dNTP、Taq DNA 聚合酶、PCR 缓冲液、琼脂糖等。

【实验试剂的配制】

10 mmol/L Tris－HCl 缓冲液：称取 1.2114 g Tris，加入约 800 mL 去离子水溶解，用 HCl 调节 pH 值为 8.38，定容至 1000 mL，于 121 ℃高压灭菌 15～20 分钟，于室温保存，备用。

【实验内容与方法】

(1)样品的收集：将待测细胞用无双抗培养基培养 7 天，用移液器取 500 μL 上清液，于 4 ℃下保存，待测。

(2)模板的制备：在无菌条件下，取 100 μL 细胞培养液于 0.5 mL 离心管中，于 95 ℃水浴加热 5 分钟；打开盖子，向管内加 10 μL 树脂，盖好盖子，用漩涡混悬器混合，离心 5～10 秒，吸取上清液至新的离心管中，模板即制作完毕，于 4 ℃下保存。

(3)聚合酶链反应：反应体系最适条件为 10 mmol/L Tris－HCl(pH 值为 8.38)、50 mmol/L KCl、1.5～2.5 mmol/L $MgCl_2$、200 μmol/L dNTP、2U Taq DNA 聚合酶，总反应体系为 50 μL。具体步骤为：①在 0.5 mL离心管中加入 35.2 μL 去离子水及 5 μL 10×Taq 反应缓冲液。②依次加入 0.4 μL dNTP(25 mmol/L)，0.4 μL Taq 酶(5 U/μL)，2 μL引物(正向引物和反向引物各 1 μL)。③加 2 μL 去离子水，使总体积达 45 μL。④加 5 μL 已制成的模板到反应体系中。⑤各加 5 μL 已制成的模板到阳性对照管、内对照管的反应体系中。⑥取 1 支含有以上反应体系的离心管，加入5 μL去离子水，作为阴性对照管。⑦在反应体系中加入 100 μL 矿物油。⑧进入 PCR 程序(表 2－3)。

表 2－3 PCR 程序

程序	循环数/次	温度 /℃	时间/分钟
1	1	94	2
		50	2
		72	2
2	40	94	1
		50	1
		72	2

(5)琼脂糖凝胶电泳：PCR 反应结束后，进行琼脂糖凝胶电泳，琼脂糖凝胶浓度为 2%。电泳结束后，按照凝胶成像进行结果分析。

【注意事项】

(1)PCR 反应的前期操作应在无菌环境中进行。

(2)检测前，待测细胞要用无双抗培养基培养 7 天。

【实验结果与分析】

该方法为检测支原体的定性方法，在电泳泳道上，Marker（DNA 分子质量标准参照物）、阳性对照均会出现不同的电泳条带。当被检样品出现明亮条带，且位置在阳性对照和阴性对照条带位置之间，即可认为该样品被支原体污染。有时还会出现一条泳道出现多条电泳条带，可能是该样品感染 2 种以上支原体所致。如果泳道内条带隐约出现，则可怀疑有支原体污染，重做该样品。

四、支原体的扫描电镜检测

【实验用品】

1. 实验器材

超净工作台、台式离心机、扫描电子显微镜、漩涡混悬器、临界点干燥器、导电胶、新单面刀片、样品盒、棕色瓶、500 mL 容量瓶等。

2. 实验试剂

乙醚、0.1 mol/L PBS 缓冲液、1%锇酸溶液、0.1 mol/L(pH 值为 7.4)二甲胂酸钠缓冲液、2.5%戊二醛固定液、双蒸水、30%乙醇溶液、50%乙醇溶液、70%乙醇溶液、80%乙醇溶液、90%乙醇溶液、95%乙醇溶液、无水乙醇、醋酸异戊酯、液态 CO_2、2%单宁酸、石蜡、青霉素等。

【实验试剂的配制】

(1)0.1 mol/L 二甲胂酸钠缓冲液：将二甲胂酸钠置于 500 mL 容量瓶中，先加 400 mL双蒸水，振荡，使二甲胂酸钠溶解，再用 HCl 调 pH 值为 7.4，加入剩余的双蒸水，于 4 ℃保存备用。

(2)2.5%戊二醛固定液：取 25%戊二醛 10 mL，加 0.1 mol/L 二甲胂酸钠缓冲液(pH 值为 7.4)至 100 mL，装入棕色瓶中，于 4 ℃保存备用；或用 0.1 mol/L 磷酸缓冲液(pH 值为 7.4)配制 2.5%戊二醛固定液。

(3)2%单宁酸：称取 2 g 单宁酸粉末，将其溶解在 100 mL 双蒸水中，过滤，分装在棕色瓶中，于 4 ℃保存。

(4)1%锇酸溶液：取 1 g 安瓿的四氧化锇，将其置于清洁液中浸泡 48 小时，之后冲洗 48 小时，再用双蒸水漂洗 30 分钟；待干后，用玻璃刀在安瓿上刻 1 道痕或 2 道痕，再将安瓿置于棕色磨口瓶中，加入 0.1 mol/L 二甲胂酸钠缓冲液 50 mL，用力摇动，使安瓿破碎；用蜡将棕色磨口瓶严密封口，放置于干燥器中，静置 48 小时，锇酸溶解，即为贮存液，于4 ℃避光保存备用。待用时，1%锇酸溶液需现用现配：取 2%锇酸贮存液 10 mL，加入 0.2 mol/L二甲胂酸钠缓冲液(pH 值为 7.3)10 mL，混合即可。

【实验内容与方法】

(1)盖玻片培养:将细胞传代至贴有盖玻片的平皿中,置于37 ℃ CO_2细胞培养箱中,培养24小时。

(2)洗涤:用无菌PBS缓冲液洗涤盖玻片。

(3)固定:将盖玻片先用2.5%戊二醛/PBS缓冲液固定15分钟,之后用二甲胂酸钠缓冲液(0.1 mol/L、pH值为7.4)洗涤3次,每次10分钟;再用1%锇酸溶液固定30分钟(固定为利用化学试剂使细胞的细微结构或化学成分保持生前状态)。

(4)导电处理:将经锇酸溶液固定的标本用双蒸水清洗2次,放入2%单宁酸中处理10分钟,再用双蒸水清洗3次,再放入1%锇酸溶液中处理30分钟(以上过程均在4 ℃进行,导电处理就是一种将极细的金属颗粒植入生物标本中,以增强标本导电性的电子染色过程)。

(5)脱水:将用无菌PBS缓冲液洗过3次的标本依次放入30%、50%、70%、80%、90%、95%的乙醇溶液以及无水乙醇中各10分钟,然后将标本移入醋酸异戊酯中,于室温下放置10分钟,以便置换出乙醇。

(6)临界点干燥:迅速将标本移入临界点干燥器的密闭标本室中,打开进气阀门,注入液体CO_2,当其量达到标本室容积的2/3时,关闭阀门,将标本室温度加至40 ℃时,标本室内的压力达12156 kPa,此时已超过临界点(31.4 ℃,7376.46 kPa;在临界点时,液态与气态界面消失)。随后,打开放气阀门,缓缓放气(放气时间不得少于2小时)。待气放完后,取出完全干燥的标本。

临界点干燥法是扫描标本制备的一种重要干燥方法,它能消除表面张力,使标本在干燥过程中不损伤、不变形。它是利用物质在临界状态时,其表面张力等于0的特性,使样品的液体完全气化,并以气体方式排掉,来达到完全干燥的目的。这样就可以避免表面张力的影响,较好地保存样品的微细结构。此法操作较为方便,所用的时间不算长,一般2～3小时即可完成,所以是最为常用的干燥方法。

(7)镀膜:将干燥的标本用导电胶粘在标本台上(观察面向上),把标本台放在离子溅射仪阳极载台上,在低真空(1.333 Pa)条件下,加高压(1200～1400 V),阴极(金属靶)与阳极间形成电场,其间残留的气体分子被电离,形成的阳离子轰击阴极上的金属靶,使金属原子溅射出来,覆盖在标本表面,形成连续均匀的金属膜(20 nm左右),不仅保存了标本的表面形态,而且当电子束射到标本上时,易激发大量二次电子,具有较好的导电性,使图像更为清晰。

(8)电镜观察:用扫描电镜观察标本,并拍照记录。

【注意事项】

在进行扫描电子显微镜标本制备时,应遵循以下原则。

(1)在样品制备过程中,应防止样品污染和损伤,尽可能地保护其原有结构。二甲胂酸钠缓冲液有异味和毒性，配制和使用时要格外小心，应在防护罩内进行，避免将试剂与皮肤直接接触以及吸入呼吸道。

(2)脱水和干燥处理时，应尽量减少因标本收缩而导致的人为假象。

【实验结果与分析】

扫描电镜图像中细胞外散在的碎片(渣)即为支原体，进一步放大后，可见圆球状支原体。

【思考与练习】

细胞被支原体污染后，常用的清除方法有哪些?

实验九　细胞融合技术

【目的与要求】

(1)掌握化学融合的基本操作过程。

(2)熟悉哺乳动物细胞融合过程中细胞的行为与变化。

(3)了解哺乳动物细胞融合的常用方法。

【实验原理】

细胞融合是指在自然条件下或用人工诱导的方法将两个或两个以上的细胞合并成一个细胞的过程,包括质膜的连接与融合、细胞质合并,细胞核、细胞器和酶等互成混合体系。细胞融合可分为同种细胞的融合和异种细胞的融合。其中,异种细胞的融合也称体细胞杂交,是指在离体条件下用人工方法把不同种细胞通过无性方式融合成一个杂合细胞的技术。即使是一种细胞的融合,也可能产生两类多核细胞,一类来源于同种亲本核的同核体;另一类来源于不同亲本核的异核体。异核体或者于短期培养后死亡,或者存活下来。存活的异核体经有丝分裂、双亲染色体混合,进而形成单核杂种细胞。自然情况下,精卵结合虽也是一种融合,但它是有性的,且需在种内进行。不同生物的远源杂交一般会受到严格限制,如马驴杂交所生的骡是不育的。体细胞的无性杂交才是真正意义上的细胞融合技术。

细胞融合的方法有生物法、化学法和物理法。生物法常指病毒诱导法(如仙台病毒、牛痘病毒、新城鸡瘟病毒和疱疹病毒),主要以病毒为媒介,用紫外线灭活后,使单个细胞间发生凝聚,并在病毒酶作用下产生融合细胞。化学法常用的化学诱导剂有聚乙二醇(PEG)、DMSO、山梨醇、甘油、溶血性卵磷脂、磷脂酰丝氨酸等,结合高 pH、高钙离子法。这些物质能够改变细胞膜脂质分子的排列,在去除这些物质之后,细胞膜趋向于恢复原有的有序结构。该法操作方便,目前已成为人工诱导细胞融合的主要手段。物理法有显微操作、电诱导法、激光诱导法等。其中,电诱导法是先使细胞在电场中极化成为偶极子,沿电子线排布成串,再利用高强度、短时程的电泳冲破细胞膜,细胞膜的脂质分子发生重排,由于表面张力的作用,两细胞发生融合。电诱导法具有可控、高效、无毒、作用机制明确、可重复性高等优点,目前应用已较为广泛,但需要专用的设备。

本实验主要介绍 PEG 介导的细胞融合。一般认为,PEG 可使细胞相互接触部位的膜结构发生重排,加之膜脂双层的相互亲和以及彼此间表面张力的作用,引起相邻质膜在修复时相互合并在一起,导致细胞之间发生融合。PEG 介导的细胞融合率受下述因素影响:第一,PEG 的分子量与浓度。分子量及其浓度与融合率成正比;但分子量越大、浓度越高,对细胞的毒性也就越大,为了兼顾二者,常用的 PEG 分子量为 1000～4000,浓度为 40%～60%。第二,PEG 的 pH 值。pH 值在 8.0～8.2 时,细胞融合效率最高。第三,融合时的温度。由于生物膜的流动性与温度成正比,在细胞可承受的温度范围内适当提高温度,可提高融合率。第四,处理时间。处理时间越长,融合率越高,但对细胞的毒害也越大。因此,一般将处理时间限制在 1.0～1.5 分钟,若融合后不继续培养,可将处理时间延长至 20 分钟。

细胞融合不仅可用于核质关系、基因定位、体细胞的遗传和发育等生物学的基础理论研究,而且在生产实践上有重要的应用价值,目前已成功应用于单克隆抗体的制备、新品种的培养、性状的改良、疾病的治疗和潜伏病毒的研究等领域。

一、鸡血细胞的融合

【实验用品】

1. 实验材料

健康的成年鸡。

2. 实验器材

天平、普通低速离心机、恒温水浴锅、普通光学显微镜、滴管、5 mL 刻度离心管、盖玻片、载玻片、一次性注射器、烧杯、血细胞计数板等。

3. 实验试剂

肝素钠、0.85%氯化钠溶液、Alsever 溶液、GKN 溶液、詹纳斯绿染液、50% PEG(分子量为 4000)溶液等。

【实验试剂的配制】

(1)Alsever 溶液:称取葡萄糖 2.05 g、柠檬酸钠 0.80 g、氯化钠 0.42 g,溶于双蒸水中,定容至 100 mL。

(2)GKN 溶液:称取氯化钠 8 g、氯化钾 0.40 g、$Na_2HPO_4 \cdot 12H_2O$ 3.77 g、$Na_2HPO_4 \cdot 2H_2O$ 0.78 g、葡萄糖 2 g、酚红 0.01 g,溶于双蒸水中,定容至 1000 mL。

(3)詹纳斯绿染液:称取 30 mg 詹纳斯绿染料,溶于 100 mL 生理盐水中,混匀,即可得到 0.03%的染液。

(4)50% PEG(分子量为 4000)溶液:称取 10 g PEG,高压灭菌(121 ℃,20 分钟),待冷却至 50～60 ℃时,加入 10 mL 温热的 GKN 溶液并混匀;如配制过程中 PEG 发生凝固,应重新加热,使其熔化;用 $NaHCO_3$ 调节 pH 值至 8.0,于 4 ℃保存备用;临用前,需将溶液置于 37 ℃中预热;最好现用现配。

【实验内容与方法】

(1)将鸡血做抗凝处理:将新鲜的鸡血直接注入加有一支肝素钠的烧杯中,混匀。

(2)制备细胞悬液:用量筒量取一定量的上述抗凝鸡血,加入 Alsever 溶液,配制成 1∶4的细胞悬液备用,或在 4 ℃冰箱中保存(3～4 天内可用)。

(3)洗涤:取 0.5～1.0 mL 上述鸡血悬液,置于 5 mL 无菌离心管中,加 0.85%氯化钠溶液至 5 mL,混匀平衡后,以 1200 r/min 离心 5 分钟,弃去上清液。再按上述条件重复离心 2 次,弃去上清液后加 GKN 溶液至 5 mL,以 1200 r/min 离心 5 分钟。

(4)制备细胞悬液:离心后,弃去上清液,加适量 GKN 溶液,用吸管吹打混匀,制成 10%细胞悬液。

(5)细胞计数:取上述悬液,用血细胞计数板计数。若细胞密度过大,可用 GKN 溶液稀释至 3×10^7～4×10^7/mL(此步骤可省略)。

(6)孵育:取 1 mL 上述细胞悬液于离心管中,或在原离心管中弃去一部分悬液,保留 1 mL 于原离心管中,将离心管置于 37 ℃(39 ℃更佳)水浴锅中预热。

(7)PEG 融合处理:待温度恒定后,向上述 1 mL 细胞悬液中缓慢逐滴加入 0.5 mL 预热的 50% PEG 溶液(慢慢沿离心管壁流下融合剂),且边加边轻摇离心管,最后用吸管轻轻吹打混匀,放入水浴锅中静置孵育。

(8)孵育:细胞融合 10～20 分钟后,加入 GKN 溶液至 5 mL,静置于水浴锅中,继续孵育 20 分钟左右。

(9)洗涤:取出离心管,以 1200 r/min 离心 5 分钟,使细胞完全沉降,弃去上清液后,加 GKN 溶液至 5 mL,重悬沉淀,重复离心 1 次。

(10)染色:离心后,弃去上清液,加入少量(约 0.5 mL)GKN 溶液,混匀后,取少量悬液于载玻片上,加入詹纳斯绿染液,用牙签搅匀,染色 5 分钟(也可用吉姆萨染液染色 5～10 分钟),盖上盖玻片,观察细胞融合情况,并计算融合率。

【注意事项】

(1)本次细胞融合实验采用的是鸡血红细胞,禽类红细胞存在细胞核,且细胞体积较大,易于实验观察。

(2)滴加 50% PEG 时,应缓慢、逐滴加入,其间最好轻弹试管底部,滴加完毕后,可用滴管充分温和混匀。

(3)每次离心前都要将样品小心混匀,否则有可能出现聚集成团的细胞。若视野中出现聚集成团的细胞,还有可能是由于制备的鸡血红细胞悬液浓度过高所致。

(4)镜检观察时要注意区分融合细胞与重叠细胞:视野中经常会看到两个或多个细胞接触在一起,此时不一定就是融合的细胞,需要转动细准焦螺旋对接触部分进行观察,通过观察接触部位细胞膜的有无来判断其为融合细胞还是重叠在一起的细胞。

(5)在实验中统计融合率时,要进行多个视野计数,然后进行平均,以便使统计数据更为准确。

【实验结果与分析】

(1)在显微镜下观察,可以观察到处于多种融合状态的细胞:①两细胞的细胞膜相互接触、粘连。②接触部分的细胞膜崩解,两细胞的细胞质相同,形成一个细胞质的通道,呈哑铃状。③通道扩大,两个细胞连成一体,呈现一个长椭圆形的细胞。④细胞融合完成,形成含有双核或者多核的细胞,呈圆形。对视野内发生融合的细胞核以及所有细胞核进行计数,计算融合率(融合率=视野内发生融合的细胞核总数/视野内所有细胞核总数×100%)。

(2)在不同浓度的细胞悬液中,所观察到的细胞发生质膜融合的比率不同。

二、脾细胞和骨髓瘤细胞的融合

【实验用品】

1. 实验材料

小鼠、培养的骨髓瘤细胞。

2. 实验器材

普通低速离心机、恒温水浴锅、普通光学显微镜、血细胞计数板、天平、解剖剪、解剖镊、50 mL 无菌离心管、96 孔培养板、培养皿、烧杯、吸管、盖玻片、载玻片等。

3. 实验试剂

PBS 缓冲液、50% PEG(分子量为 4000)溶液、HAT 选择培养液等。

【实验试剂的配制】

(1)HAT 选择培养液:常用两种储存液(100×HT 和 100×A)来稀释配制 HAT 培养液。

1)100×HT:称取 136.1 mg 次黄嘌呤和 38.8 mg 胸腺嘧啶核苷,加细胞培养液至 100 mL。若溶解不佳,可给予 70 ℃加热助溶(在 100×储存液中,次黄嘌呤浓度为 10 mmol/L,胸苷浓度为 1.6 mmol/L)。用 0.22 μm 滤膜过滤除菌,分装,于-20 ℃保存,可保存 1 年。

2)100×A:称取氨基蝶呤 1.76 mg,溶解于细胞培养基中,加 1.0 mol/L NaOH 0.5 mL助溶,再用 1 mol/L HCl 将 pH 值调至中性,定容至 100 mL(注意勿将溶液调成酸性,因为氨基蝶呤对酸敏感;在 100×储存液中,氨基蝶呤的浓度为 0.04 mmol/L)。用 0.22 μm 滤膜过滤除菌,分装,于-20 ℃保存,可保存 1 年。

将 100×HT 和 100×A 各按 1∶100 比例加到含胎牛血清的完全培养基中,即成 HAT 选择培养基。其中,各成分的最终浓度分别为:H,1×10^{-4} mol/L;A,4×

10^{-7} mol/L；T，1.6×10^{-5} mol/L。

(2)100×HT 培养液：即 10 mmol/L 次黄嘌呤钠盐，1.6 mmol/L 胸腺嘧啶脱氧核苷。

【实验内容与方法】

1. 准备脾细胞

(1)以颈椎脱臼法处死小鼠，并用乙醇擦拭其腹部，剖开腹部，暴露脾脏。

(2)用灭菌的镊子和剪刀取出脾脏，置于一盛有 50 mL 灭菌 PBS 缓冲液的烧杯中，洗去血污。

(3)将脾脏移入一盛有 20 mL 灭菌 PBS 缓冲液的培养皿中，除去所有的多余组织和脂肪，并用 PBS 缓冲液冲洗脾脏。

(4)将脾脏移入一盛有 20 mL 灭菌 PBS 缓冲液的培养皿中，用灭菌的剪刀、镊子剪碎组织，制成单细胞悬液。

(5)将细胞收集于一 50 mL 离心管中，用 10 mL 灭菌的 PBS 缓冲液清洗培养皿，并将之转移入离心管，静置 1 分钟。

(6)小心地把细胞悬液移入一新的离心管中，注意不要让管底的组织块一并移入。

(7)用 10 mL 灭菌的 PBS 缓冲液清洗有组织块的离心管，静置 1 分钟后，小心移出细胞悬液，并和上一次的细胞悬液混合。

(8)在室温下，将细胞悬液以 1200 r/min 离心 5 分钟。

(9)小心弃去上清液，用 50 mL 灭菌的 PBS 缓冲液重悬细胞，重复离心。

(10)小心弃去上清液，在 10 mL 灭菌的 PBS 缓冲液中重悬细胞。

(11)取 1 滴细胞悬液，进行细胞计数。

2. 准备骨髓瘤细胞

(1)从 2～4 个培养瓶中收集处于对数生长期的骨髓瘤细胞。

(2)用灭菌的 PBS 缓冲液清洗细胞，以 1200 r/min 离心 5 分钟。

(3)重复洗涤、离心 1 次。

(4)用 10 mL 灭菌的 PBS 缓冲液重悬细胞。

(5)取 1 滴细胞悬液，进行细胞计数。

3. 融合

(1)以 3∶1～5∶1(脾细胞∶骨髓瘤细胞)的比例在 50 mL 离心管中混合脾细胞和骨髓瘤细胞(细胞总数约为 10^6 个)，在室温下，以 1200 r/min 离心 5 分钟。

(2)尽可能地弃去上清液，轻叩离心管底部，使沉淀松动，置于 37 ℃(39 ℃更佳)水浴中预热。

(3)缓慢逐滴加 1 mL 37 ℃预热的 50% PEG 溶液，边加边轻摇混匀，加完后，再用吸管轻轻吹打混匀，于 37 ℃静置 1 分钟。

(4)用 20 mL 灭菌的 PBS 缓冲液稀释 PEG，注意动作一定要缓慢，尤其是开始稀释时(最初 1 mL 在 1 分钟内加完,之后可加快速度),以 1200 r/min 离心 5 分钟,弃去上清液。

(5)重复洗涤、离心 1 次。

(6)弃去上清液,在 HAT 培养液中重悬沉淀,使细胞密度为 5×10^5/mL。

(7)将细胞悬液转入 96 孔培养板,每孔 0.2 mL,在二氧化碳细胞培养箱中(37 ℃)培养 5～7 天,其间根据需要更换 HAT 培养液。

(8)观察细胞融合结果。

【注意事项】

由于配制培养基的水的质量是影响融合的关键因素,因此通常要使用三蒸水或四蒸水。

【实验结果与分析】

实验结果可出现同种融合细胞和异种融合细胞。

【思考与练习】

影响融合的关键因素有哪些?

实验十　细胞核移植技术(显微注射技术)

【目的与要求】

(1)掌握哺乳动物体细胞核移植技术的具体步骤。

(2)了解哺乳动物体细胞核移植技术的原理和意义。

【实验原理】

核移植技术通过显微操作技术将一个细胞的细胞核移植到去核的卵母细胞或去核卵子内,组建成新的重组体,使供体细胞核在卵细胞胞质中发生发育程序重编,然后移植于受体动物,在其体内发育成为一个新个体。前者称为供体,后者称为受体。

核移植技术又被称为显微注射技术。到目前为止,受体大多是动物的卵子,原因是它体积较大,操作容易,而且通过发育,可以把特性表现出来。卵子在接受另一个细胞核之前先要被激活,以获得发育能力。原有的核可以去掉,也可以保留,视具体需要而定。若要把卵子本身的核去掉,可借助一根很细的玻璃针,在第二极体旁斜向插入,然后向上一挑,卵子中就会流出少量的细胞质,核也随即而出。此外,用激光或紫外线照射的方法也可以制备去核卵子。供体是各种组织、器官或未分化的胚胎细胞。对于哺乳动物来说,核移植技术是将供体细胞核吸出来放进受体细胞内。除此之外,核移植技术一般是用微吸管把供体细胞吸进去,靠吸管壁的压力把细胞膜挤破,将细胞核连同它外面裹的一薄层细胞质一起注入受体细胞。为此,微吸管的口径要稍大于细胞核的直径,又要小于细胞的直径。移植过程中,要避免细胞核与外界接触,因此细胞核外面的薄层细胞质起着很重要的保护作用。

血清对细胞的生长有促进作用,极低浓度血清的培养基仅能维持细胞处于某种状态,而不能发生增殖。在核移植研究中,核移植技术能协调供体和受体细胞的周期达到同步,有利于重组胚胎中供体核的重塑,从而促进核移植胚胎的发育。例如,将大鼠成纤维细胞预先培养到对数生长期,去掉培养液,加入含 0.5%血清的 RPIM-1640 培养基,培养 3~5 天,备用,此时 G_0+G_1 期细胞占 75%左右。

细胞松弛素 B(CB)有破坏微丝的作用,可用来进行去核的实验。用细胞松弛素 B 处理细胞,使细胞产生一个小的突起,内含少量细胞质和细胞核,其凭借一个小的细胞质柄与细胞主体相连,通过离心、断柄后,就成为核体。核体由一个核、核周围的一小部分细胞质及包在它外面的质膜所组成。为了获得大量纯净的核体,一般需采用培养瓶、培养皿等容积较大的器皿。

【实验用品】

1. 实验材料

同步化处理的大鼠成纤维细胞、供卵母鼠等。

2. 实验器材

体视显微镜、二氧化碳细胞培养箱、电融合仪、超净工作台、显微操作仪、凹载玻片、眼科器械、持卵器、移卵管、去核针、注核针等。

3. 实验试剂

矿物油、胎牛血清、0.25%胰蛋白酶、PBS缓冲液、M16培养液、细胞松弛素B、0.1%透明质酸酶、75%乙醇、无水乙醇等。

【实验内容与方法】

1. 收集卵母细胞

(1)将供卵雌鼠以颈椎脱臼法处死，用75%乙醇浸泡5分钟，并将其以腹卧位固定于鼠板上，由腰后背部横向剪开皮肤，用解剖镊将头部撕开。

(2)分别剪开背部两侧腹腔，将肠移至一侧，由脂肪垫捏住卵巢；在子宫角处切断，将卵巢和输卵管移入平皿，以PBS缓冲液洗去血液和残渣。

(3)在体视显微镜下，在含有0.1%透明质酸酶的培养液中，用锋利的镊子或针破开膨大的输卵管壶腹部，卵丘-卵母细胞复合体团将被释放入培养液，在酶的作用下缓慢分离。

(4)当卵分离后，立即将卵母细胞转移至M16培养液中，以M16培养液洗涤3次，在显微镜下挑选有明显第一极体的卵母细胞进行去核。

2. 对卵母细胞以盲吸法进行去核

(1)将有明显第一极体的卵母细胞放入含10 μg/mL CB的M16培养液中孵育15分钟，移至显微操作仪上。

(2)用持卵针在第一极体的对侧固定卵母细胞，将去核针于固定管的斜口调整靠近第一极体，刺破透明带，进入卵周隙，吸出第一极体及其附近的细胞质(吸出细胞质总量的1/4～1/3)。

(3)将去核后的卵母细胞在37 ℃ 5%二氧化碳细胞培养箱中培养30分钟。若具有完整细胞结构、细胞质未离散的卵母细胞，即可判定为去核成功。

3. 核移植

(1)将同步化处理后的大鼠成纤维细胞用0.25%胰蛋白酶进行常规消化，置于M16培养液中悬浮。

(2)以移卵管将成纤维细胞悬液转移至凹载破片上，将卵母细胞一并移入，覆盖矿物油，防止蒸发。

(3)在显微操作仪上，以持卵器固定受体细胞(卵母细胞)去核口的对侧，用注核针在液体中反复吸取供体细胞，使供体细胞膜破溃，将供体细胞(成纤维细胞)核取出后，经去核口注入受体细胞(卵母细胞)的细胞质中。

4. 重组胚的激活

以 1800 V/cm 电场强度，30 ms 脉冲激活重组胚。

5. 重组胚的培养

将激活后的核移植重组胚移入 M16 培养液中，于 37 ℃ 5%二氧化碳细胞培养箱中培养。

【注意事项】

(1)实验需提前准备同步化处理的大鼠成纤维细胞。

(2)实验需提前准备供卵母鼠。

(3)仔细操作，以提高去核效率。

【实验结果与分析】

(1)培养后 48 小时，观察重组胚的卵裂情况。

(2)培养后 72 小时，观察重组胚的继续发育，部分可发育至桑葚胚。

【思考与练习】

(1)为什么受体细胞要选取减数第二次分裂中期的卵母细胞?

(2)在体细胞的细胞核移植到受体卵母细胞之前，为什么必须先去掉受体卵母细胞的核?

(3)用于核移植的供体细胞一般都选用传代 10 代以内的细胞，为什么?

(4)用体细胞核移植方法生产的克隆动物是对体细胞供体动物进行了 100%的复制吗? 为什么?

实验十一　用流式细胞仪检测细胞周期

【目的与要求】

(1)掌握流式细胞仪的工作原理。

(2)掌握用流式细胞仪测量细胞群体 DNA 含量分布的方法。

(3)了解流式细胞术在细胞生物学研究中的应用。

【实验原理】

流式细胞仪又称荧光激活细胞分类仪,由光学系统、电子控制系统及计算机分析系统 3 个部分组成。其工作原理是将待测细胞放入样品管中,在气体的压力下,进入充满鞘液的流动室;在鞘液的约束下,将排成单列、由荧光素标记的细胞或生物微粒从 50~100 μm 的喷嘴中逐个高速喷出,形成细胞柱,由激光光源激发荧光,通过荧光检测器和前向散射检测器分别检测荧光和散射光,得到该细胞的光散射和荧光指标,经计算机分析和处理获得的信息参数,分析出其体积、内部结构、DNA、RNA、蛋白质、抗原等物理及化学特征。因此,流式细胞仪可用于细胞计数、不同细胞类型的计数和分选、细胞周期测定等,尤其是该仪器的分选过程可以在无菌条件下进行,所分选得到的细胞不仅可保持活性,而且可继续在体外培养与增殖。近年来,流式细胞仪在细胞生物学、免疫学、肿瘤生物学、病理学以及临床诊断中得到了广泛应用。

细胞分裂是一个复杂而精确的生命活动过程,包括分裂前的物质准备(如 DNA 复制)、新合成组蛋白装配成染色质,以及组装新的中心体等。细胞周期是指细胞从一次分裂完成开始到下一次分裂结束所经历的全过程,细胞的遗传物质复制并均等地分配给两个子细胞。细胞周期分为间期与分裂期两个阶段。间期又分为 3 期,即 DNA 合成前期(G_1期)、DNA 合成期(S 期)与 DNA 合成后期(G_2期)。某些细胞在分裂结束后暂时离开细胞周期,停止细胞分裂,执行一定生物学功能(G_0期)。

应用 DNA 荧光染料染色检测细胞内 DNA 荧光强度变化,判断细胞所处的细胞周期,常用碘化丙啶(PI)作为染料。PI 为核酸嵌入型染料,可以插入双股螺旋多聚核苷酸结构中,导致 DNA 和 RNA 着色。因 PI 不能通过细胞膜完整的细胞(如活细胞和早期凋亡细胞),故在标本制备时必须先用乙醇或其他破膜剂增加细胞膜的通透性,才能使 PI 进入细胞内与细胞内的核酸结合(乙醇通常用终浓度为 70%的冷乙醇)。如果应用于流式细胞仪,采用 RNA 酶将 RNA 消化后,通过流式细胞仪检测到的与 DNA 结合的 PI 的荧光强度,直接反映了细胞内 DNA 含量的多少。

细胞内的DNA含量随细胞周期进程发生周期性变化，用流式细胞仪检测细胞周期的原理是根据细胞在不同的细胞周期时相中DNA含量存在差异的特点，通常正常细胞的G_1/G_0期具有二倍体细胞的DNA含量($2n$)，而G_2/M期具有四倍体细胞的DNA含量($4n$)，而S期的DNA含量介于二倍体和四倍体之间。PI可以与DNA结合，其荧光强度直接反映了细胞内DNA的含量。因此，通过流式细胞仪PI染色法对细胞内DNA含量进行检测时，可以将细胞周期各时相区分为G_1/G_0期、S期和G_2/M期，获得的流式直方图对应的各细胞周期可通过特殊软件计算各时相的细胞百分率。

【实验用品】

1. 实验材料

HeLa细胞。

2. 实验器材

移液器、枪头、离心管、离心机、流式细胞仪、水浴锅等。

3. 实验试剂

0.25%胰蛋白酶、PBS缓冲液、RNA酶、PI染液、70%乙醇溶液等。

【实验试剂的配制】

PI染液：称取15 mg PI、0.1 g枸橼酸钠、0.3 mL NP-40，加蒸馏水至100 mL。

【实验内容与方法】

(1)取对数生长期的细胞，弃去培养液，用胰蛋白酶消化后，加细胞培养基终止消化，制备成细胞悬液。

(2)以800 r/min离心10分钟，弃去上清液；用PBS缓冲液漂洗2次，务必将细胞吹散。

(3)加入预冷的70%乙醇固定液重悬细胞，用封口膜封口，于4 ℃固定过夜(可长至2周)。

(4)以800 r/min离心10分钟，用PBS缓冲液离心、洗涤2次。

(5)加3 μL RNA酶(RNase-A，终浓度约为50 μg/mL)，于37 ℃水浴中消化30分钟。

(6)重复步骤(2)。

(7)用50 μL PI染液(终浓度约为65 μg/mL)在冰浴中避光染色30分钟。

(8)重复步骤(2)，用PBS缓冲液洗涤。

(9)将细胞悬液吹打混匀，用300目(孔径为40～50 μm)尼龙网过滤至流式管。

(10)在流式细胞仪488 nm激发波长下测定；或于4 ℃保存，待测。

【注意事项】

(1)PI为致癌物质，应避免用手直接接触。

(2)实验要求细胞数目应达到 2×10^4 个,若细胞数目过少,会影响实验结果的准确性。

(3)在制备细胞悬液时,离心次数不宜过多,以防止细胞丢失。

(4)通常以正常淋巴细胞来调试流式细胞仪。

【实验结果与分析】

观察并记录处于各细胞周期(G_1/G_0期、S期及G_2/M期)的细胞百分数。

【思考与练习】

(1)本实验为何要采用对数生长期的细胞?

(2)流式细胞仪在科学研究中的应用有哪些?

第三部分　细胞凋亡的测定

细胞凋亡是细胞受到内、外因子刺激后发生的由基因调控的生理性死亡行为，是一个主动和高度有序的过程。细胞凋亡是区别于细胞坏死的一种细胞死亡形式，处于该状态的细胞在形态学、生物化学和分子生物学上都具有独特的性质。细胞凋亡的生物学意义在于：①确保细胞的正常生长发育，清除多余的细胞；②维持内环境稳定，清除受损、突变、核衰老的细胞；③发挥积极防御功能，对感染细胞的病毒，可阻止其复制。

凋亡细胞的基本特征主要包括细胞质凝缩、染色质聚集及边缘化、细胞核崩解。细胞以出芽的方式形成凋亡小体，并被邻近的巨噬细胞等吞噬、消化。磷脂酰丝氨酸外翻，凋亡过程中细胞内容物不被释放，故不会引起炎症反应。凋亡细胞中仍存在蛋白质的合成反应。内切核酸酶被活化，导致染色质 DNA 在核小体连接处断裂，形成 180～200 bp 整数倍的核酸片段，凝胶电泳图谱呈梯带状等。

细胞凋亡的测定方法大致可以分为 4 类：①根据细胞凋亡的形态学进行测定（如凋亡小体的发生、染色质浓缩等）；②根据细胞核 DNA 变化进行测定（如测定高、低分子质量 DNA 的变化和 DNA 梯状条带等）；③根据细胞膜通透性改变进行测定（如测定标记蛋白、标记核酸和酶的释放，以及染料进入细胞等）；④根据细胞膜成分外露进行测定（如测定磷脂酰丝氨酸等）。在测定细胞凋亡时，往往需多种方法联合使用。

细胞凋亡具体的测定方法为：先将细胞经 HE、AO、Hoechst 33342、Hoechst 33258 染色，再利用普通光学显微镜或荧光显微镜对细胞形态学特征进行观测。其中，Hoechst 33342 双标记法是检测细胞凋亡的常规方法。

本部分主要介绍常用细胞凋亡测定方法的原理、操作步骤和应用，内容包括：第一类，将细胞用苏木精、伊红 Y 或吉姆萨染料染色后，在普通光学显微镜下观察凋亡形态，细胞用 Hoechst 33258、AO 或溴乙锭（EB）染色后，在荧光显微镜下观察细胞凋亡形态，以及用电子显微镜观察可以为细胞凋亡提供最确切的形态学证据。第二类，提取凋亡组织或细胞的 DNA，利用琼脂糖凝胶电泳检测 DNA 梯状条带的存在，或者用原位末端标记法检验 DNA 链是否存在缺口或断裂（适用于凋亡早期）。第三类，将细胞进行 PI 染色后，用流式细胞仪检测亚二倍体凋亡峰（适用于凋亡早期）。第四类，先将细胞用膜联蛋白 V-异硫氰酸荧光素（Annexin V - FITC）染色后，再用流式细胞仪检测，常与 PI 染色联合使用，以区分早期凋亡细胞、凋亡晚期细胞及坏死细胞。

实验一　凋亡细胞的普通光学显微镜观察

【目的与要求】

(1)掌握普通光学显微镜下凋亡细胞的形态变化。

(2)了解诱导细胞凋亡的实验方法。

(3)了解细胞凋亡的生物学意义。

【实验原理】

细胞凋亡是由基因编程调控的细胞自主性自杀的过程。在细胞凋亡过程中,细胞质浓缩,细胞核发生染色质凝聚并聚集在核膜周围(边缘化),细胞核内的染色质发生断裂,形成大小不一的片段;细胞膜出现气泡;晚期细胞膜内陷,形成大小不同的凋亡小体。在形态上,可见凋亡细胞与周围细胞脱离接触,细胞变圆,细胞膜向内皱缩,细胞质浓缩,内质网扩张,细胞核固缩破裂,呈团块状或新月状分布,内质网和细胞膜进一步融合,将细胞分成多个被完整包裹的凋亡小体,凋亡小体最后被吞噬细胞吞噬并消化。在凋亡过程中,细胞内容物并不释放到细胞外,不会影响其他细胞,因而不引起炎症反应。

根据细胞凋亡形态学特征进行显微观察是检测细胞凋亡的一种直观、可靠的方法。对细胞凋亡进行显微观察,常用的染色方法有苏木精-伊红(HE)染色法和吉姆萨染色法。在苏木精-伊红(HE)染色法中,苏木精可与细胞核中的脱氧核糖核酸根(带负电荷)结合,从而完成染色;伊红 Y 是一种红色酸性染料,为细胞质染色剂,一般配成 0.5%～1%的乙醇溶液。吉姆萨染色法可以将细胞核染成紫红色,将细胞质染为浅蓝色。

【实验用品】

1. 实验材料

HeLa 细胞。

2. 实验器材

染色缸、载玻片(预先经多聚赖氨酸或其他贴片剂处理)、细胞涂片离心机、超净工作台、37 ℃二氧化碳细胞培养箱、相差倒置显微镜、普通光学显微镜、微量移液器等。

3. 实验试剂

凋亡诱导剂(根据情况自定)、PBS 缓冲液、固定液(4%甲醛或多聚甲醛,现用现配)、消化液(0.02% EDTA)、苏木精染液、1%伊红 Y 的乙醇溶液、梯度乙醇、二甲苯、分化液(75%乙醇-0.5%盐酸)、中性树胶等。

【实验内容与方法】

1. 苏木精-伊红(HE)染色法

(1)苏木精染液的配制:取1 g苏木精、0.2 g碘酸钠、50 g十二水合硫酸铝钾,蒸馏水100 mL,加温溶解后,加入50 g水合氯醛、1 g枸橼酸,搅拌,溶解后可长期保存。

(2)细胞爬片的制备:贴壁细胞会贴附在一定的固相表面(如盖玻片/载玻片)上生长,用这样的细胞制片,称为细胞爬片。细胞爬片在细胞分裂指数测定、细胞骨架观察、细胞凋亡观察、免疫细胞化学检测等方面应用广泛。

1)如果使用载玻片或盖玻片,必须在使用之前灭菌,可以一次灭菌,储存在无菌状态下。如果使用少量的载玻片,用金属镊子夹住盖玻片,在70%乙醇中浸泡,然后在火焰上烤干(注意要轻轻地夹取,以防破裂)。为了方便起见,可以将盖玻片浸泡于70%乙醇中,使用时放在火焰上处理。如果使用的盖玻片或载玻片数量较多,可以将它们放于专用的金属支架上,然后进行高压消毒。如果需要的数量更大,则可将其放在耐热的容器中,干烤2小时。

2)在无菌状态下,把干燥的玻片放在适当的培养皿中(对于盖玻片,可以用金属镊子夹取;对于圆形盖玻片,可以放在24孔培养板的孔中)。直径90 mm的培养皿中能够放4～5张盖玻片或1张载玻片。

3)将消化细胞制成单细胞悬液。①细胞涂片离心机法:将单细胞悬液移至离心管,以2500 r/min离心5分钟,弃去上清液,并用PBS缓冲液洗涤1次或2次,制备细胞悬液,并将细胞数调至1×10^4～5×10^4/mL;取100 μL细胞悬液,用细胞涂片离心机以2500 r/min离心1～2分钟,制成细胞涂片。②普通爬片法:将悬浮的细胞放入组织培养皿中,培养至少24小时,让细胞贴附在玻片上。一般每个60 mm的培养皿约接种细胞1×10^4个。若细胞数目有限,可把细胞悬液直接滴在玻片上,静置4小时后,再轻轻加入培养液。通过这种方式,大部分细胞将黏附于玻片上,然后培养约24小时,使细胞适当扩增。

(3)用药物处理,诱导凋亡:细胞在爬片上生长24～48小时,当细胞生长到70%～80%汇合时,吸出培养液,并用适当浓度的不同抗肿瘤药物处理24～48小时,诱导细胞凋亡。一般而言,药物浓度不宜太高,以免引起细胞大规模死亡。

(4)固定:用4%甲醛或多聚甲醛固定10分钟。

(5)苏木精染色:先用苏木精染液染色3分钟,再用自来水冲洗1分钟。

(6)分化:在分化液中分化30秒(提插数次)后,用蒸馏水浸泡5～15分钟。

(7)伊红染色:用伊红染液染色2分钟。

(8)脱水、透明:分别在75%乙醇、80%乙醇、95%乙醇、100%乙醇(Ⅰ)、100%乙醇(Ⅱ)、二甲苯(Ⅰ)和二甲苯(Ⅱ)中进行脱水、透明(各1分钟)。

(9)封片及观察:先用中性树胶封片,再用普通光学显微镜观察细胞的凋亡情况。

2. 吉姆萨染色法

(1)试剂的配制:具体如下。

1)甲醇-冰醋酸固定液:将甲醇与冰醋酸按 3∶1 的比例混合即成。

2)吉姆萨染液原液:取 0.5 g 吉姆萨染料,加入 33 mL 甘油,研磨后,再加入 33 mL 甲醇,放入 37~40 ℃温箱中(12 小时),用棕色瓶保存。

3)磷酸缓冲液(pH 值为 6.8):取 1/15 mol/L 磷酸氢二钠 49.6 mL,1/15 mol/L 磷酸二氢钾 50.4 mL,混匀后,将 pH 值调为 6.8。

(2)制备细胞爬片,并用药物处理,诱导凋亡。

(3)固定:将细胞爬片用甲醇-冰醋酸固定液固定 10 分钟后,充分晾干,或用吹风机吹干。

(4)吉姆萨染色:滴加吉姆萨稀释染液(PBS 缓冲液∶吉姆萨原液=10∶1),染色 3~10 分钟。

(5)分色:先用流水冲洗,再用磷酸缓冲液分色(镜下控制颜色),晾干。

(6)透明:在二甲苯(Ⅰ)和二甲苯(Ⅱ)中进行透明(各 1 分钟)。

(7)封片及观察:用中性树胶封片,在普通光学显微镜下观察细胞的凋亡情况。

【注意事项】

(1)甲醛、二甲苯均有毒,而且甲醛有致癌作用,所以进行相关操作时应戴手套,并在通风橱中进行。

(2)在制备细胞涂片的过程中,应将在消化前已脱壁的细胞也收集在内。

(3)吉姆萨染色法的步骤(3)一定要充分晾干,否则将会影响染色结果。

【实验结果与分析】

(1)苏木精-伊红染色的标本:细胞核呈蓝色,细胞质呈红色。凋亡细胞的核染色质固缩、边集,染色较深,或发生核破裂。

(2)吉姆萨染色的标本:正常的 HeLa 细胞经吉姆萨染色后,细胞核呈红紫色,细胞质呈蓝色,色泽均匀;细胞核完整,呈圆形或椭圆形,边缘清晰,核仁呈深紫色。凋亡细胞核边缘不规则,染色质固缩、边缘化,进而核膜破裂,染色质密度增高,核仁裂解,晚期凋亡细胞可见细胞膜皱缩、卷曲或起泡,芽生形成凋亡小体。

【思考与练习】

(1)检测细胞凋亡时使用 HE 染色法的缺点是什么?

(2)检测细胞凋亡时使用吉姆萨染色法的缺点是什么?

实验二　凋亡细胞的荧光显微镜观察

【目的与要求】

(1)掌握荧光显微镜下凋亡细胞的形态变化。

(2)掌握无菌操作方法。

(3)熟悉体外培养的观察方法。

【实验原理】

细胞凋亡时,其核染色质的 DNA 出现裂口甚至断裂,致使染色质凝聚、边缘化,甚至呈现 DNA 碎片,利用与 DNA 结合的荧光染料染色后,在荧光显微镜下即可观察到上述变化。

Hoechst 33258 是一种可以穿透细胞膜的蓝色荧光染料,对细胞的毒性较低,当用于细胞核染色时,推荐的工作浓度为 0.5～10 μg/mL。Hoechst 33258 为特异性 DNA 染料,与 A—T 键结合,这种染料对死细胞或经 70%冷乙醇固定的细胞可立即染色,而活细胞的着色是渐进性的,在 10 分钟内可达饱和。在荧光显微镜下,活细胞核呈弥散均匀荧光,出现细胞凋亡时,细胞核或细胞质内可见浓染致密的颗粒块状荧光。

Hoechst 33258 染色常用于细胞凋亡的检测,染色后可用荧光显微镜观察或流式细胞仪检测。Hoechst 33258 也常用于普通的细胞核染色或常规的 DNA 染色。

吖啶橙(AO)能透过细胞膜完整的细胞,嵌入细胞核双链 DNA 分子中显绿色,与 DNA 单链或 RNA 结合时发出橙红色荧光,对活细胞和死细胞均能染色。溴乙锭(EB)仅能透过细胞膜受损的细胞,嵌合到双链 DNA 或 RNA 的碱基对中,无碱基特异性,能发出红色荧光,可对失去膜完整性的细胞染色。

经 AO 染色,凋亡的细胞表现为染色增强,荧光更为明亮,呈均匀一致的圆形或固缩状、团块状结构。非凋亡细胞核呈现荧光深浅不一的结构样特征。二者形态迥然相异,很易判别。在荧光显微镜下观察,可见 4 种细胞形态:①活细胞(VN),核染色质着绿色并呈正常结构;②早期凋亡细胞(VA),核染色质着绿色并呈固缩状或圆珠状;③非凋亡的死亡细胞(NVN),核染色质着橘红色并呈正常结构;④晚期凋亡细胞(NVA),核染色质为橘红色并呈固缩状或圆珠状。

【实验用品】

1. 实验材料

HeLa 细胞、某类悬浮型细胞。

2. 实验器材

载玻片、盖玻片、血细胞计数板、10 mL 吸管、10 mL 离心管、微量移液器、枪头、相差倒置显微镜、超净工作台、台式离心机、37 ℃二氧化碳细胞培养箱、荧光显微镜等。

3. 实验试剂

凋亡诱导剂（根据情况自定）、固定液（4%甲醛或多聚甲醛）、PBS 缓冲液、消化液（0.02% EDTA）、Hoechst 33258 染液、AO 染液、EB 染液等。

【实验内容与方法】

（一）Hoechst 33258 染色法

1. 试剂的配制

Hoechst 33258 染液：称取 1mg Hoechst 33258，将其溶解于 20 mL 蒸馏水中，用 0.22 μm 滤膜过滤后，制成贮存液，于 4 ℃避光保存。临用时，将贮存液与蒸馏水按1∶10稀释成染色液。

2. 贴附型细胞

（1）培养细胞，诱导凋亡：将贴壁细胞以 5×10^5/mL 或其他适宜的密度接种于 35 mm 培养皿或其他培养器具中。接种于 35 mm 培养皿中时，每孔接种 1.5～2 mL，于 37 ℃ 5%二氧化碳细胞培养箱中培养至细胞贴壁，加入细胞凋亡诱导剂（实验药物），继续培养，过夜。

（2）收集细胞：先用滴管轻轻吹打，收集已脱落的细胞至离心管；再加入适量的 0.02% EDTA（3～4 mL），消化未脱壁细胞，并将其收集至上述离心管中；以 2500 r/min 离心 5 分钟，弃去上清液（悬浮细胞直接收集）。

（3）洗涤：用 PBS 缓冲液漂洗细胞，沉淀（37 ℃）。

（4）固定：用 4%甲醛固定液固定 5 分钟（4 ℃），以 1500～2500 r/min 离心 5 分钟，弃去上清液。

（5）洗涤：去除固定液，用 PBS 缓冲液洗涤 2 次，每次 3 分钟，吸尽液体。洗涤时，宜用摇床或手动晃动数次，以 1500～2500 r/min 离心 5 分钟，弃去上清液，调节细胞数至 0.5×10^6～2.0×10^6/mL。

（6）Hoechst 染色：取 100 μL 细胞悬液，滴加 1 μL Hoechst 染液，染色 10 分钟。

（7）洗涤：用 PBS 缓冲液洗涤 2 次，每次 3 分钟，于超净工作台中避光风干。

（8）制备涂片：将 10 μL 已染色的细胞悬液涂于载玻片上，加盖玻片，用封片剂封片（如不保存，也可不封片）。

（9）荧光显微镜观察：选取 UV 激发滤片和 400～500 nm 阻断滤片，在荧光倒置显微镜下观察并拍照。如为荧光正置显微镜，需将培养皿剪边，较为麻烦，可采用细胞爬片。

3. 悬浮型细胞

（1）培养细胞，诱导凋亡：按照一定比例接种悬浮细胞，于 37 ℃ 5%二氧化碳细胞培养箱中培养一段时间后，加入细胞凋亡诱导剂（实验药物），继续培养，过夜。

(2)收集细胞:将直接收集的悬浮细胞以 2500 r/min 离心 5 分钟,弃去上清液。

(3)洗涤:用 PBS 缓冲液漂洗细胞,沉淀(37 ℃)。

(4)固定:离心,收集细胞样品 1.5 mL 于离心管内,加入 0.5 mL 固定液,缓缓悬起细胞,于 4 ℃固定 10~20 分钟。

(5)洗涤:将细胞悬液以 2500 r/min 离心 5 分钟,去除固定液,用 PBS 缓冲液洗涤 2 次,每次 3 分钟,洗涤期间应手动晃动。

(6)涂片:最后一次离心后,吸去大部分液体,保留约 10 mL 液体,再缓缓悬起细胞,将其滴加至载玻片上,尽量使细胞分布均匀,稍晾干,使细胞贴在载玻片上,不易随液体流动。

(7)Hoechst 33258 染色:在载玻片上均匀滴加 0.1 mL Hoechst 33258 染液,染色 5 分钟;用吸水纸从边缘吸去液体,微晾干。

(8)洗涤:用 PBS 缓冲液洗涤 2 次,每次 3 分钟。

(9)封片:滴 1 滴抗荧光淬灭封片液于载玻片上,盖上一洁净的盖玻片,尽量避免气泡。

(10)荧光显微镜观察:激发波长在 350 nm 左右,发射波长在 460 nm 左右,在荧光显微镜下进行观察。

(二)AO-EB 染色法

(1)试剂的配制:具体如下。

AO 染液:称取 100 μg AO,加入 1 mL PBS 缓冲液。

EB 染液:称取 100 μg EB,加入 1 mL PBS 缓冲液。

(2)培养细胞,诱导凋亡:操作步骤同"Hoechst 33258 染色法贴附型细胞"。

(3)收集细胞:操作步骤同"Hoechst 33258 染色法贴附型细胞"。

(4)洗涤:用 PBS 缓冲液漂洗细胞,沉淀(37 ℃)。

(5)固定:用 4%甲醛固定液固定 5 分钟(4 ℃),以 1500~2500 r/min 离心 5 分钟,弃去上清液。

(6)洗涤:去除固定液,用 PBS 缓冲液洗涤 2 次,每次 3 分钟,吸尽液体。洗涤时,宜用摇床,或手动晃动数次,以 1500~2500 r/min 离心 5 分钟,弃去上清液;调节细胞数至 0.5×10^6~2.0×10^6/mL。

(7)AO-EB 染色:取 25 μL 细胞悬液,滴于载玻片上,加入 1 μL AO-EB(1∶1)染液,轻微混合,染色 10 分钟。

(8)封片:直接用盖玻片封片。

(9)荧光显微镜观察:在装有荧光滤光片的荧光倒置显微镜下观察,并拍照。

【注意事项】

(1)Hoechst 33258 染液应在 4 ℃下避光保存。

(2)EB 为强诱变剂,有中度毒性,操作时应戴手套。EB 污染物及废弃液体应单独存放。

(3)甲醛有毒性,应小心使用。

【实验结果与分析】

(1)Hoechst 33258 染色:凋亡细胞的细胞核呈蓝色,核染色质凝聚且边缘化或玻璃化,并可呈现 DNA 荧光碎片。

(2)AO - EB 染色:凋亡细胞呈均匀的绿色。凋亡早期细胞的核中有鲜绿色的斑点,晚期凋亡细胞的细胞核呈红色,核染色质凝聚并常常裂解。

【思考与练习】

Hoechst 33258 染料的荧光强度是否受溶液 pH 的影响?

实验三　凋亡细胞的琼脂糖凝胶电泳检测

【目的与要求】

(1)掌握琼脂糖凝胶电泳检测凋亡细胞核酸分子 DNA 的具体步骤。

(2)了解凋亡细胞中核酸 DNA 分子的变化。

【实验原理】

细胞凋亡过程中有一系列特征性的形态学变化,其中最重要和最具有特征性的改变是 Ca^{2+}、Mg^{2+} 依赖性核酸内切酶的激活而导致的染色质 DNA 在核小体连接部位断裂,形成以 180～200 bp 为最小单位的单体或寡聚体片段。

利用琼脂糖凝胶电泳可分析凋亡细胞的核酸分子。凋亡细胞染色质 DNA 在核小体连接处断裂,形成 180～200 bp 或其整倍数的寡核苷酸片段。提取凋亡组织或细胞的 DNA,经琼脂糖凝胶电泳分离不同长度的 DNA 片段,再经 EB 染色,在紫外透射仪下观察可见特征性的梯状电泳图谱(DNA ladder),而坏死细胞或凋亡后期的继发性坏死细胞 DNA 电泳后则呈模糊的"涂片状"。

【实验用品】

1. 实验材料

HeLa 细胞。

2. 实验器材

500 mL 锥形瓶、1.5 mL 离心管、10 mL 吸管、微量移液器、枪头、超净工作台、台式离心机、37 ℃ 二氧化碳细胞培养箱、微波炉、电泳仪、电泳槽、紫外透射仪、65 ℃水浴锅等。

3. 实验试剂

凋亡诱导剂(根据情况自定)、PBS 缓冲液、消化液(0.02% EDTA)、裂解液、RNA 酶(10 mg/mL)、蛋白酶 K(20 mg/mL)、苯酚-氯仿-异丙醇(25∶24∶1)、3 mol/L 乙酸钠(pH 值为 5.2)、无水乙醇、70% 乙醇、TE 缓冲液、电泳缓冲液(TAE)、琼脂糖、EB(10 mg/mL)、6× 上样缓冲液、DNA ladder 标准品等。

【实验试剂的配制】

(1)TE 缓冲液:由 10 mmol/L Tris - HCl、1 mmol/L EDTA(pH 值为 8.0)配制而成。

(2)电泳缓冲液(TAE):由 0.001 mol/L EDTA(pH 值为 8.0)、0.04 mol/L Tris-乙酸配制而成。

(3)6×上样缓冲液:取 0.25%溴酚蓝、0.25%二甲苯青、30%甘油,用水溶解,4 ℃保存备用。

(4)裂解液:由 NaCl(100 mmol/L,pH 值为 8.0)、Tris-HCl(10 mmol/L)、EDTA(25 mmol/L,pH 值为 8.0)、SDS(5 g/L)配制而成。

【实验内容与方法】

(1)收集细胞:将 5×10^6 个已诱导凋亡的细胞收集至 1.5 mL 离心管中,以 600 r/min 离心 5 分钟,弃去上清液。

(2)洗涤:用提前预冷的 PBS 缓冲液重悬细胞,以 1000 r/min 离心 5 分钟,弃去上清液。

(3)裂解细胞:加入 497.5 μL 裂解液、2.5 μL 蛋白酶 K,重悬细胞;于 56 ℃水浴 3 小时(或 37 ℃过夜),其间轻摇几次。

(4)核酸 DNA 抽提:加入等体积的苯酚-氯仿-异戊醇(25∶24∶1,500 μL),轻摇 5 分钟;以 20000 r/min 离心 5 分钟,将水相移至一新的 1.5 mL 离心管中。重复抽提 1 次。

(5)沉淀 DNA:加入 1/10 体积的乙酸钠(3 mol/L),2.5 倍体积的无水乙醇,上下颠倒、混匀,冰浴 10~15 分钟;以 20000 r/min 离心 10 分钟,沉淀 DNA,弃去上清液;用 70%乙醇洗涤,晾干或真空抽干。

(6)去除 RNA:加入 TE 缓冲液 30~50 μL、RNA 酶 5 μL,于 37 ℃水浴 30~60 分钟,可重复步骤(4)及步骤(5),以去除 RNA 酶。

(7)电泳并观察结果:取 10 μL 上述样品,加 2 μL 电泳缓冲液,上样于含 EB(终浓度为 0.5 μg/mL)的 1%琼脂糖凝胶中电泳(电场强度为≤5 V/cm),在紫外透射仪中观察结果。

【注意事项】

(1)EB 为强诱变剂,有中度毒性,操作时应戴手套。EB 污染物及废弃液体应单独存放。

(2)苯酚有强腐蚀性,能引起烧伤;氯仿有致癌作用,对皮肤、眼睛、黏膜和呼吸道有刺激性。因此,进行苯酚-氯仿-异戊醇相关操作时应佩戴手套,穿白大衣,并在化学通风橱内操作。

(3)电源接通前,应核实凝胶的方向是否放置正确,电泳仪有电压显示并不一定标志电泳槽已经接通,应该观察正、负极铂金丝是否有气泡出现,如正极的气泡比负极的气泡多一倍,则表示电泳槽已接通,几分钟后可见指示剂溴酚蓝向正极移动。根据指示剂迁移的位置,判断是否终止电泳,用 50 V 的电压电泳时,大约 2 小时即可将梯状条带明显分开。

【实验结果与分析】

DNA 经琼脂糖凝胶电泳后，凋亡细胞样品可出现梯状条带(ladder)，最小的条带为 180～200 bp，其他的条带为其整倍数大小。梯状条带是细胞凋亡较晚期的事件，而且只有当凋亡细胞在总的细胞中达到一定的比率时才能出现。坏死细胞可出现弥散的电泳条带，无清晰可见的条带。正常细胞 DNA 基因条带因分子量大、迁移距离短，故停留在加样孔附近。

【思考与练习】

凋亡和坏死的区别是什么?

实验四　凋亡细胞的单细胞电泳检测

【目的与要求】

(1)掌握单细胞电泳法检测细胞凋亡的操作步骤。

(2)了解单细胞电泳法检测细胞凋亡的原理。

【实验原理】

单细胞凝胶电泳(SCGE)实验是近年来经过不断完善逐步发展起来的一种快速检测单细胞水平DNA损伤的新技术,又称彗星实验,通过对DNA单、双链缺口或断裂损伤程度的检测及定量分析,可判断细胞的凋亡情况。细胞DNA链断裂时,其超螺旋结构受到破坏,在细胞裂解液作用下,细胞膜、核膜等膜结构受到破坏,细胞内的蛋白质、RNA以及其他成分均扩散到细胞裂解液中,而核DNA由于分子量太大,只能留在原位。在中性条件下,DNA片段可进入凝胶发生迁移,而在碱性电解质的作用下,DNA发生解螺旋,损伤的DNA断链及片段被释放出来。由于这些DNA的分子量小且碱变性为单链,所以在电泳过程中带负电荷的DNA会离开核DNA,向正极迁移,形成“彗星”状图像,而未受损的DNA部分保持球形。DNA受损越严重,产生的断链和断片越多,长度也越小,在相同的电泳条件下迁移的DNA量就愈多,迁移的距离就越长。通过测定DNA迁移部分的光密度或迁移长度,就可以测定单个细胞DNA损伤程度,从而确定受试物的作用剂量与DNA损伤效应的关系。该检测法检测低浓度遗传毒物具有高灵敏性,研究的细胞不需要处于有丝分裂期,同时这种技术只需要少量细胞。

有核细胞的DNA分子量很大,DNA超螺旋结构附着在核基质中。单细胞凝胶电泳分析技术是先用琼脂糖凝胶将细胞包埋在载玻片上,在细胞裂解液的作用下,细胞膜、核膜及其他生物膜遭到破坏,使细胞内的RNA、蛋白质及其他成分外泄到凝胶中,随后扩散到细胞裂解液中,但核DNA仍保持缠绕的环区附着在剩余的核骨架上,并留在原位。如果细胞未受损伤,电泳时核DNA因其分子量大而停留在核基质中,荧光染色后呈现圆形的荧光团,无拖尾现象;若细胞受损,在中性电泳液(pH值为8.0)中,核DNA仍保持双螺旋结构,虽偶有单链断裂,但并不影响DNA双螺旋大分子的连续性。只有当DNA双链断裂时,其断片进入凝胶中,电泳时断片向阳极迁移,形成荧光拖尾现象,形似彗星。如果在碱性电泳液(pH值>13)中,DNA双链解螺旋且碱变性为单链,单链断裂的碎片分子量小,可进入凝胶中,电泳时,断链或碎片离开核DNA向阳性迁移,形成拖尾。细胞DNA受损愈重,产生的断链或碱变性断片就愈多,其断链或断片也就愈小,在电场作用下迁移的 DNA 量也就越多，迁移的距离越长，表现为尾长的增加和尾部荧光强度的增强。因此，通过测定 DNA 迁移部分的光密度或迁移长度，可定量地测定单个细胞的 DNA 损伤程度。

【实验用品】

1. 实验材料

HeLa 细胞。

2. 实验器材

血细胞计数板、荧光显微镜、相差倒置显微镜、微量移液器、枪头、超净工作台、台式离心机、37 ℃ 二氧化碳细胞培养箱、微波炉、电泳仪、电泳槽、紫外透射仪、水浴锅等。

3. 实验试剂

凋亡诱导剂(根据情况自定)、PBS 缓冲液、消化液(0.02% EDTA)、碱性裂解液、中和液、低熔点胶、常温熔点胶、电泳缓冲液、EB(2 μg/mL)等。

【实验试剂的配制】

(1)碱性裂解液：2.5 mol/L NaCl、100 mmol/L EDTA - Na_2、10 mmol/L Tris - HCl、1%肌氨酸钠，临用前，加 10% DMSO 和 1% Triton X - 100。

(2)中和液：0.4 mol/L Tris - HCl(pH 值为 7.5)。

(3)熔点胶：分别用 PBS 缓冲液配制 0.5%常温熔点胶、0.5%低熔点胶、1%低熔点胶。

(4)电泳缓冲液：1 mmol/L EDTA - Na_2，300 mmol/L NaOH，Tris - HCl(pH 值为 7.5)。

【实验内容与方法】

(1)样品处理：培养细胞，诱导凋亡，然后消化细胞；用 PBS 缓冲液漂洗 2 次，制成单细胞悬液，调节细胞浓度为 2×10^5/mL。

(2)制备第一层胶：取 200 mL 0.5%常温熔点胶(45 ℃左右)，加盖盖玻片，于 4 ℃固化 10 分钟。

(3)制备第二层胶：轻轻地去除盖玻片；取 50 μL 1%低熔点胶(37 ℃)和 50 μL 细胞悬液，滴加在第一层胶上，加盖盖玻片，于 4 ℃固化 10 分钟。

(4)制备第三层胶：小心去除盖玻片；取 75 μL 0.5%低熔点胶(37 ℃)，滴加在第二层胶上，加盖盖玻片，于 4 ℃固化 10 分钟。

(5)裂解：去掉盖玻片，将凝胶浸入预冷的碱性裂解液内(临用前加 10%DMSO、1% Triton X - 100)，于 4 ℃裂解 1 小时。

(6)电泳：取出玻片，用 PBS 缓冲液漂洗 3 次后，置于水平电泳槽内，加入碱性的电泳缓冲液(pH 值为 10)，要求没过玻片 2～3 mm，放置 20 分钟；以电压 25 V、电流 300 mA，电泳 20 分钟。

(7)中和:取出玻片,用 PBS 缓冲液(pH 值为 7.5)漂洗后,置入中和液中和 2 次,每次 15 分钟。

(8)染色:向胶上滴加 50 μL EB,加盖盖玻片,染色 10 分钟。

(9)荧光显微镜观察:在荧光显微镜下观察,并拍照记录。

【注意事项】

(1)应注意毛玻璃片的毛面要粗糙,否则易脱胶。

(2)制片:目前制片的方法主要有 3 种,即“三明治”凝胶、双层凝胶和单层凝胶。制片的总原则是获得牢固、稳定凝胶的同时,避免额外 DNA 的损伤与修复。制胶过程中,每次自胶面移除盖玻片时均需小心操作。

(3)单细胞悬浮液的制备:最好将细胞数目调至约 3×10^5/mL。如果细胞数目过多,位于凝胶不同层面的细胞可能会发生相互重叠,难以对其结果进行分析;如果细胞数目过少,则很难对实验结果进行统计学分析。

(4)电泳条件:SCGE 一般选用低电压和短时间。如电压过高、电泳时间过长,虽然能够提高检测的灵敏度,但也会使正常的细胞形成拖尾而出现假阳性结果;反之,若电压过低、电泳时间过短,受损细胞不会形成拖尾而出现假阴性结果。

(5)实验条件:整个实验过程需在低温(约 4 ℃)和暗光下进行,以避免额外 DNA 的损伤和修复,防止假阳性和假阴性结果的产生。

【实验结果与分析】

结果观察有肉眼观察测量和图像分析两种方式。在荧光显微镜下,观察单细胞电泳图像(放大 200～400 倍),每片计数 25～50 个细胞,每个剂量组检查 100 个细胞。无 DNA 损伤的细胞表现为一圆形荧光细胞核。DNA 受损的细胞所产生的 DNA 断片游动移出细胞核之外,向阳极伸延,从而形成“彗头”带“彗尾”的彗星现象。

在碱性彗星实验中,凋亡细胞与普通 DNA 链断裂损伤细胞的差异主要是:①在彗星形态上,凋亡细胞的 DNA 断片彗头很小,头长不超过 5 μm,仅由核内不能裂解的与蛋白质框架相连的 DNA 片段组成,亮度高,彗尾近似椭圆形,纵径与横径的比值小,彗头与彗尾之间往往有一分离带;而普通 DNA 链断裂时,彗头直径一般都大于 10 μm,尾纵径明显大于横径,同时彗头与彗尾之间没有明显界限,因为一部分彗尾是由单个链断端的延伸形成,它的另一端仍与主核相连。②无论在低剂量组还是在高剂量组,凋亡细胞的 DNA 断片形态基本一致,尾长也基本相同,其剂量-反应关系表现为凋亡指数增加,而不是尾长增加;而 DNA 链断裂损伤的剂量-反应关系表现为彗星尾长的增加。

镜下观察时,首先应记录出现拖尾的细胞数,计算拖尾细胞率。同时,用目镜测微尺测量拖尾细胞的尾长,统计各实验(剂量)组的平均尾长(尾长是指 DNA 断片从其主核向电泳正极迁移的距离)。不同的实验室尾长测定方法有所不同,但并不妨碍将各剂量组平均尾长与阴性对照组进行比较。

图像分析需有相应的设备和专门的分析软件，可使用电脑逐个对细胞进行图像分析，应用图像分析系统可得到更多的分析参数，目前主要观察的指标有尾长、彗尾 DNA 的百分含量、尾矩、尾块和尾惯量等。尾长即 DNA 迁移的长度，在低损伤剂量范围内与 DNA 损伤呈线性关系；尾矩是尾长与彗尾 DNA 百分含量之乘积，在高损伤剂量下与损伤程度呈线性关系；尾块由彗星尾部分散的大小不一的 DNA 断片组成，与损伤程度有关；尾惯量是与每个尾块的面积、平均荧光强度、在 X 轴上和彗核中心距离有关的综合性指标。目前，通常选用 DNA 迁移细胞率、尾长、尾矩作为检测指标。

【思考与练习】

在碱性彗星实验中，凋亡细胞与普通 DNA 链断裂损伤细胞的差异主要是什么？

实验五 凋亡细胞的流式细胞法检测

【目的与要求】

(1)掌握流式细胞仪检测细胞凋亡的操作步骤。
(2)了解流式细胞仪检测的工作原理。

【实验原理】

使用碘化丙啶(PI)检测早期死亡细胞膜通透性状态的不同是区分细胞凋亡和坏死的一个重要指标,凋亡细胞在进入最终溶解阶段前,细胞膜通透性无明显改变,分子量大的与DNA结合的荧光染料(如PI)不能进入凋亡细胞内,而分子量小的荧光染料(如Hoechest 3342或Hoechest 33258等)仍能被细胞摄取。

经染色后,每一细胞结合的DNA特异染料(如PI)与其DNA含量成正比,而细胞受激发后发射的荧光强度与结合PI的量成正比。利用此特点,可应用流式细胞仪将处于不同细胞周期的细胞分开。凋亡过程中,细胞内核酸酶释放,细胞DNA发生有序降解,被降解的低分子量DNA片段从变性细胞膜(经乙醇及透膜剂处理)漏出细胞外,使得凋亡细胞内的DNA含量减少,加之凝聚的染色质排斥染色,致使凋亡细胞的可染性降低,在流式细胞仪测定细胞DNA含量直方图中,G_0/G_1峰前可出现亚二倍体峰,即凋亡峰。通过峰下的面积值,可得出凋亡细胞在所测细胞群中所占的比率。

PI单染色法的最大优点在于获得凋亡细胞百分数的同时,可以与细胞周期中其他时相的细胞进行比较,操作简便,标本制备容易,检测费用低。

PI单染色法的缺点是无法确认来自哪一时相的凋亡,对于S期和G_2/M期的细胞发生凋亡时,凋亡峰有时与G_1峰或S峰相互重叠,导致G_1峰或S峰增宽,从而无典型的sub-G_1峰出现,所以无法分析来自S期或G_2/M期细胞的凋亡,应借助其他方法进行检测。

【实验用品】

1. 实验材料

HeLa细胞。

2. 实验器材

微量移液器、400目筛网、10 mL离心管、枪头、流式细胞仪等。

3. 实验试剂

凋亡诱导剂(根据情况自定)、PBS缓冲液(pH值为7.2)、消化液(0.02% EDTA)、无水乙醇(置冰箱内保存)、核糖核酸酶(RNase,10 mg/mL)、PI染液等。

【实验试剂的配制】

PI染液:由100 mg/L的PI、1.0%的Triton X-100、0.9 g/L的NaCl配制而成,于4 ℃保存。

【实验内容与方法】

(1)收集细胞。

(2)洗涤:用预冷的PBS缓冲液洗涤2次,重悬沉淀,制成2×10^6/mL的细胞悬液。

(3)固定:按照乙醇:细胞悬液=7:3的比例加入冷无水乙醇,于4 ℃固定12小时以上。

(4)洗涤:用预冷的PBS缓冲液洗涤2次。

(5)去除RNA:用500 μL PBS缓冲液重悬细胞,加入RNase A(终浓度为0.1 mg/mL)。

(6)除杂:用400目尼龙网过滤除杂。

(7)染色:加800 μL PI染液,于4 ℃染色30分钟。

(8)流式细胞仪分析:将PI用氩离子激发荧光,激光光波波长为488 nm,发射光波波长大于630 nm,产生红色荧光,分析PI荧光强度的直方图,也可分析前散射光对侧散射光的散点图。以标准程序用流式细胞仪检测,一般计数2万~3万个细胞,结果用细胞周期拟合软件ModFit分析。分析时,使用FL2-W和FL2-A显示,去除联体细胞。

【注意事项】

(1)细胞凋亡时,其DNA可染性降低被认为是凋亡细胞的标志之一,但这种DNA可染性降低也可能是因为DNA含量的降低或是因为DNA结构的改变而使其与染料结合的能力发生改变所致,在分析结果时应当注意区分。

(2)细胞用乙醇固定后,可以放置48小时(4 ℃保存)后检测,便于无法立即检测的实验者,对实验结果基本没有影响。

(3)流式检测细胞周期一般分为G_0/G_1、S、G_2/M期三部分,如果有凋亡,在G_0/G_1期前面有个凋亡峰(也称sub-G_0期),而如果分析时细胞窗口没有设置好,可能在最前面还有细胞碎片峰。

(4)吸入、摄入或经皮肤吸收PI均有害,在操作过程中需佩戴手套,穿白大衣,且在化学通风橱内进行。

【实验结果与分析】

检测样品前,可通过调整流式细胞仪的域值排除细胞碎片。细胞碎片前散射光(FSC)、侧散射光(SSC)和FL2都很低,凋亡细胞的SSC高,FL2中等。在FSC对SSC的散点图或地形图上,凋亡细胞与正常细胞相比,前散射光降低,而侧散射光可高可低,与细胞的类型有关；在分析 PI 荧光的直方图时，先用门技术排除成双或聚集的细胞以及发微弱荧光的细胞碎片，在 PI 荧光的直方图上，凋亡细胞在直方图的 G_1/G_0 期前出现亚二倍体峰。如以 G_1/G_0 期所在位置的荧光强度为 1.0，则一个典型的凋亡细胞样本其亚二倍体峰的荧光强度为 0.45，可用鸡和鲑鱼的红细胞的 PI 荧光强度作为参照标准，两者分别为 0.35 和 0.7，可以确保在两者之间的不是细胞碎片，而是完整的细胞。

【思考与练习】

细胞用 PI 进行染色，经过流式细胞仪检测出现 1 个亚二倍体峰，是否能和坏死进行区别？

第四部分　细胞遗传学实验

实验一　人类性染色质标本的制备

【目的与要求】

(1)掌握人类X染色质和Y染色质的鉴定方法。

(2)熟悉X染色质和Y染色质的形态特征及其所在位置。

【实验原理】

性染色质包括X染色质和Y染色质两种类型。X染色质又称X小体或Barr小体,是女性细胞分裂间期核内的一种特有染色质。X染色质位于核膜边缘,一般呈三角形、半圆形或扁平形等,为异固缩小体。正常女性间期核X染色质出现率为10%～59%,数目为X染色体数目减1。X染色质可被多种染料显示,是快速鉴定性别的一种简单方法,同时也是确定性发育异常患者X染色体数目的一种简单方法。Y染色质又称Y小体或F小体,是男性细胞间期核内的一种特有染色质,用喹吖因类染料染色,可在荧光显微镜下被发现。Y染色质的数目和大小分别与Y染色体的数目和Y染色体长臂末端能被荧光染料着色的异染色质的大小相一致,因此,Y染色质检查可进行性别鉴定和性发育异常的诊断。

【实验用品】

1. 实验材料

口腔上皮细胞或发根(男性用于Y染色质检查,女性用于X染色质检查)。

2. 实验器材

普通光学显微镜、荧光显微镜、牙签、载玻片、盖玻片、镊子、染色缸等。

3. 实验试剂

乙醇(70%、95%)、无水乙醇、5 mol/L HCl、甲醇、冰醋酸、中性树胶、硫堇染料、氮芥喹吖因(QM)、乙醚、醋酸钠、巴比妥钠、柠檬酸、磷酸氢二钠、甲苯胺蓝等。

【实验试剂的配制】

(1)Michalis 缓冲液：取醋酸钠($3H_2O$)9.714 g、巴比妥钠 14.714 g，加蒸馏水 500 mL，溶解即成。

(2)硫堇染液：原液——取硫堇 4 g、50%乙醇 100 mL，充分溶解后，用滤纸过滤；工作液——取 Michalis 缓冲液 14 mL、0.1 mol/L HCl 16 mL、硫堇原液 20 mL 混合即成。

(3)甲苯胺蓝染液：取甲苯胺蓝 0.5 g，用蒸馏水定容至 100 mL。

(4)Macllvaine's 缓冲液(pH 值为 6)：A 液——0.1 mol/L 柠檬酸液($C_6H_8O_7 \cdot H_2O$ 21 g，用蒸馏水 1000 mL 溶解)；B 液——0.2 mol/L 磷酸氢二钠液($Na_2HPO_4 \cdot 12\ H_2O$ 71.6 g，用蒸馏水 1000 mL 溶解)。取 A 液 73.7 mL、B 液 126.3 mL，混合(以200 mL计算)，即 Macllvaine's 缓冲液。

(5)0.005% QM 液：取 QM 5 mg，与 Macllvaine's 缓冲液(pH 值为 6)100 mL 混合。

【实验内容与方法】

1. 口腔上皮细胞 X 染色质的制备

(1)以牙签的钝端刮取女性口腔颊部表面黏膜，均匀涂布于干净的载玻片上，随后将玻片置于 3∶1 甲醇-冰醋酸固定液或 95%乙醇中固定 30 分钟。

(2)将固定后的玻片取出，用蒸馏水冲洗后，于 5 mol/L HCl 中水解 10～15 分钟，然后用自来水或蒸馏水冲洗 2 次。

(3)将玻片置于硫堇染液(工作液)中染色 30 分钟左右，或置于甲苯胺蓝染液中染色 5～10 分钟，用蒸馏水冲洗后，于 70%乙醇中分色，然后经过 95%乙醇、无水乙醇各 1 次，每次 1 分钟，最后用二甲苯透明约 2 分钟，镜检。如需保存，可用中性树胶封片。

(4)对 X 染色质进行观察。

2. 口腔上皮细胞 Y 染色质的制备

(1)用牙签取男性口腔上皮细胞涂片，将玻片置于 95%乙醇-乙醚固定液中固定 20 分钟，然后放入 95%乙醇中 30 分钟左右，取出晾干。

(2)将玻片浸入 pH 值为 6 的 Macllvaine's 缓冲液中 5 分钟，然后转入 0.005%的 QM 液中染色 10 分钟。Y 小体的荧光染色也可用 0.5% QM 液染色，染色时间为 15 分钟(16～25 ℃条件下)。

(3)将标本放在缓冲液中分色 10 分钟，检查染色效果，要求荧光强弱适中。必要时，可用中性树胶封片。

(4)对 Y 染色质进行观察。

【注意事项】

实验中应尽量多取一些口腔上皮细胞。

【实验结果与分析】

1. X 染色质的观察

将玻片置于显微镜下，先在低倍镜下观察到蓝黑色的细胞核(细胞质和细胞膜因未染上色而不易被看见)，找到着色均匀、完整的细胞核后，再转高倍镜和油镜进行观察。在油镜下，检查 100 个可计数细胞。X 染色质位于核膜内缘，是一个浓染、轮廓清楚的小体，直径为 1～1.5 μm，一般呈平凸形、圆形、扁平形或三角形。计数具有 X 染色质的细胞数，并计算 X 染色质的阳性率(一般为 10%～20%)。

2. Y 染色质的观察

Y 染色质需要用荧光显微镜观察，在油镜下选择 100 个核膜完整、核质染色均匀、清晰可见的细胞进行计数。计数时，需避开全都发出荧光的细胞。Y 染色质的特点是细胞核中有一个发亮的荧光性小体，直径为 0.25～0.3 μm，位于细胞核的中部或边缘部位，呈圆形。口腔上皮细胞 Y 染色质检出率一般为 20%～30%，有的可达 70%以上。观察时，要选择细胞清晰、核大而核质疏松的细胞。

性染色体的观察除了用口腔黏膜细胞外，用头发根部组织也可以制片。

【思考与练习】

为什么在一些细胞内观察不到 X 染色质或 Y 染色质?

实验二　人类染色体 G 显带标本的制备

【目的与要求】

(1)初步掌握人类染色体 G 显带标本的制备技术。

(2)熟悉人类染色体 G 显带的带型特征。

(3)了解 G 显带的原理及核型分析方法。

【实验原理】

G 显带是目前使用非常广泛的一种染色体显带技术,先将染色体标本特殊处理后,再用吉姆萨染液染色,显示的染色是深浅交替的、恒定的,可使不同染色体显示出不同的带型。此技术的意义是在普通光学显微镜下就能鉴别每对染色体,对诊断某些染色体病起重要作用。常规制备的染色体标本经烤片后,用热碱、各种蛋白酶、尿素、去垢剂或其他溶液等预处理,再以吉姆萨染液染色,在油镜下可看到染色体两臂显示出着色深浅不同的横纹,最常用的是胰蛋白酶法。G 显带可能的机制是:G 带区含有较丰富的 A—T 碱基对,在间期核呈固缩状态,而且是 DNA 晚复制区之一,吉姆萨染料在 G 带区可与 DNA 结合,而且与结合 DNA 的染色质非组蛋白有关。

吉姆萨染料是噻嗪-曙红染料,染色体的着色有赖于在原位形成噻嗪-曙红(2∶1)的沉淀物。着色首先取决于 2 个噻嗪分子同 DNA 结合,在此基础上,再结合 1 个曙红分子;其次取决于一个疏水环境,以利于染料沉淀而着色。通过胰酶的显带预处理,可除去阴性 G 带区的疏水蛋白,或使它们的结构变成更亲水状态。由此可知,在 G 显带中,抽取的蛋白往往是疏水的,且主要来自阴性 G 带区。

【实验用品】

1. 实验材料

常规方法制备的人类中期染色体标本(标本片龄以不超过 30 天为宜)。

2. 实验器材

显微镜、37 ℃恒温水浴箱、染色缸、吸管、滴头等。

3. 实验试剂

胰蛋白酶、0.4%酚红、5% $NaHCO_3$、吉姆萨原液、PBS 缓冲液,0.85%氯化钠溶液等。

【实验内容与方法】

1. 胰蛋白酶法Ⅰ

(1)将常规制备的未染色的人类染色体标本置 70 ℃烤箱中处理 2 小时,然后转入 37 ℃培养箱中备用,一般在 3～7 天内可进行显带。

(2)称取 1 g 胰蛋白酶,溶于 40 mL 无菌生理盐水中,制成 2.5%的胰蛋白酶原液,并于－20 ℃保存。使用时,取原液 2.5 mL,加生理盐水至 50 mL,配成 0.125%的工作液,并用 5% $NaHCO_3$ 调 pH 值至 7.0 左右。

(3)将配好的胰蛋白酶工作液放入 37 ℃水浴箱中预热。

(4)将染色体玻片标本浸入预热的 0.125%胰蛋白酶工作液中,不断摇动,使蛋白酶作用均匀,处理 1～2 分钟(精确的时间可自行摸索),立即取出玻片,放入生理盐水中漂洗 2 次。

(5)将标本浸入 37 ℃预温的吉姆萨染液(吉姆萨原液与 pH 值为 6.8 的磷酸缓冲液按 1∶10 配制而成)中染色 10 分钟左右,用自来水冲洗,晾干。

(6)先在低倍镜下选择分散良好的、长度适中的分裂象,再转换成油镜进行观察。

2. 胰蛋白酶法Ⅱ

(1)将染色体标本于室温下放置 1～2 周后,置 66 ℃烤箱中烤片 2 小时,晾至室温,备用。

(2)将 2.5%胰蛋白酶原液用 pH 值为 7.0 的生理盐水(37 ℃预热)配成 0.025%胰蛋白酶工作液,将染色体标本置于此工作液中消化 1～2 分钟,再用 pH 值为 6.8 的磷酸缓冲液冲洗。

(3)使用常规吉姆萨染液染色 10 分钟,再用细水流冲洗,晾干,镜检。

3. 胰蛋白酶法Ⅲ

(1)染色体标本的预处理同"胰蛋白酶法Ⅱ"。

(2)将染色体标本置入 4 ℃预冷的 0.125%胰蛋白酶工作液中处理 1～2 分钟,立即用冷的磷酸缓冲液冲洗,终止酶的作用。

(3)使用吉姆萨染液(吉姆萨原液与 pH 值为 7.4 的磷酸缓冲液按 1∶19 配制而成)染色 5～10 分钟,再用细水流冲洗,晾干,镜检。

4. EDTA-胰蛋白酶法

(1)染色体标本的预处理同"胰蛋白酶法Ⅱ"。

(2)将 25 mL 生理盐水和 25 mL 0.02%的 EDTA 溶液倒入立式染色缸中混匀,加入 2.5%的胰蛋白酶原液 1 mL,混匀后,用 5% $NaHCO_3$ 调节 pH 值至 7.0 左右,置于 37 ℃水浴箱中预热。

(3)将染色体标本片浸入 EDTA-胰蛋白酶混合液中处理 5～20 秒,与此同时,轻轻摇动载玻片。

(4)取出标本,浸入生理盐水中漂洗 2 次。

(5)将标本投入37 ℃的吉姆萨染液中染色5～10分钟，再用细水流冲洗后晾干，镜检。

(6)于低倍镜下可看到中期分裂相，进而转至高倍镜及油镜下观察，可见23对染色体较为饱满，分布均匀，着色较好，沿染色体长轴可显出深浅不同的G显带横纹。

【注意事项】

(1)标本片上的中期分裂相要多，且染色体分散要好。

(2)染色体长度应能适应显带分析技术的要求。

(3)G显带成败之关键取决于胰蛋白酶液的浓度和处理时间之搭配，若染色体未出现带纹，则为显带不足；若染色体边缘发毛，为显带过头，此时应根据具体情况增减胰蛋白酶的处理时间。

【实验结果与分析】

正常人各染色体的G显带特征如下。

(1)A组：包括1～3号染色体。

1号染色体：短臂的近侧端有2条着色较深的带，远侧端可显出3条或4条淡染的带。长臂的副缢痕紧贴着丝粒，染色深，另外有4条或5条分布均匀的中等着色带，中央的1条带最深。

2号染色体：短臂有4条深带，中段的2条深带稍靠近。长臂可见7条深带，第3和第4深带有时融合。

3号染色体：着丝粒深染，在长臂与短臂的近中段各具有1条明显的较宽的浅带，看上去似乎两臂带型呈对称分布，似蝴蝶状。短臂的近侧端可见1条较宽的深带，在处理较好的标本上，此带可分为2条；远侧端可见2条深带，其中远侧的一条较窄，且着色浅，这是识别3号染色体短臂的显著特征。长臂在近侧端和远侧端各有1条较宽的深带，在处理好的标本上，近侧端的深带可分为2条深带，远侧端的深带可分为3条深带。

(2)B组：包括4号和5号染色体。

4号染色体：短臂的中央可见1条深带。长臂可见均匀分布的4条深带，其中近侧端的1条着色最深。

5号染色体：短臂可见2条深带，远侧带宽且着色深。长臂的近侧端有2条深带，染色较浅，有时不明显；中段可见3条深带，染色较深，有时融合为1条宽的深带；远侧端可见2条深带，近侧端的1条着色较深。

(3)C组：包括6～12号染色体和X染色体。

6号染色体：短臂的中段有1条明显宽阔的浅带，形如“小白脸”，是该染色体的特征；近侧端和远侧端各有1条深带，近侧深带紧贴着丝粒；在处理好的标本上，远侧端深带可分为2条深带。长臂可见5条深带，近侧的1条紧贴着丝粒，远侧末端的1条深带着色较淡。

7 号染色体:着丝粒着色深。短臂有 3 条深带,中段深带着色较浅,有时不明显;远侧深带着色深,形似“瓶塞”。长臂有 3 条明显深带,远侧近末端的 1 条着色较浅,第 2 和第 3 深带稍接近。

8 号染色体:短臂有 2 条深带,中段有 1 条较明显的浅带,这是与 10 号染色体区别的主要特征。长臂可见 3 条分界极不明显的深带。

9 号染色体:短臂的远侧端和中段各有 1 条深带,在处理较好的标本上,中段可见窄的深带。长臂可见 2 条明显深带,着丝粒区深染,其下的次缢痕区浅染而呈现出特有的颈部区。

10 号染色体:短臂的近侧端和近中段各有 1 条深带,在有些标本上近中段可见 2 条深带,与 8 号染色体相比,其上深带的分界欠清晰。长臂可见明显的 3 条深带,近侧端的 1 条色最深,这是与 8 号染色体区别的一个主要特征。

11 号染色体:短臂近中段可见 1 条深带,在处理较好的标本上,这条深带可分为 3 条较窄的深带。长臂近侧有 1 条深带,紧贴着丝粒,远侧端可见 1 条明显的较宽的深带,这条深带与近侧的深带之间是 1 条宽阔的浅带,这是与 12 号染色体区别的一个明显的特征。

12 号染色体:短臂中段可见 1 条深带。长臂近侧有 1 条深带,紧贴着丝粒,中段有 1 条宽的深带,这条深带与近侧深带之间有 1 条明显的浅带。与 11 号染色体比较,这条浅带较窄,这是鉴别 12 号染色体的一个主要特征。在处理较好的标本上,中段这条较宽的深带可分为 3 条深带,其中间的 1 条着色较深;在有些标本上,远侧端还可以看到 1 条或 2 条染色淡的深带。

X 染色体:长度介于 6 号和 7 号染色体之间,主要特点是长臂和短臂中段各有 1 条深带,有“一担挑”之名。短臂中段有 1 条明显的深带,似竹节状。在有些标本上,远侧端还可以看见 1 条窄的着色浅的深带。长臂可见 3 条或 4 条深带。

(4)D 组:包括 13～15 号染色体,均为近端着丝粒染色体,其短臂上有时可见随体。

13 号染色体:着丝粒区深染。长臂可见 4 条深带,第 1 和第 4 深带较窄,染色较浅;中间 2 条宽而深。

14 号染色体:着丝粒区深染。长臂近侧和远侧各有 1 条较明显的深带,长臂共有 4 条深带,但分布不同于 13 号染色体,近侧 1 条窄带和 1 条宽带常融合在一起,在处理较好的标本上,中段可见 1 条很窄的深带。

15 号染色体:着丝粒区深染。长臂中段有 1 条较宽的深带,染色较深,有的标本上近侧端可见 1 条较窄的深带。因远侧 1 条较窄深带位于该臂最末端而有别于 14 号染色体。

(5)E 组:包括 16～18 号染色体。

16 号染色体:短臂中段有 1 条深带,在处理较好的标本上可见 2 条深带。长臂近侧端和远侧端各有 1 条深带,有时远侧端的 1 条不明显,次缢痕区着色浓。

17 号染色体:短臂有 1 条较窄的深带。长臂远侧端可见 1 条明显深带,这条深带与着丝粒之间为一明显且宽的浅带。

18 号染色体:一般全为浅带。长臂近侧和远侧各有 1 条明显的深带。

(6)F 组:包括 19 号和 20 号染色体。

19 号染色体:着丝粒及周围为深带,其余为浅带。短臂和长臂均只有一个区,该染色体为核型中着色最浅的染色体。

20 号染色体:全为着色较浅的带型,着丝粒区深染。短臂有 1 条明显的深带。长臂中段和远侧端可见 1 条较浅的深带,此染色体有“头重脚轻”之名。

(7)G 组:包括 21 号、22 号染色体以及 Y 染色体,均为近端着丝粒染色体,21 号、22 号染色体有随体。

21 号染色体:着丝粒区着色浅。其长度比 22 号染色体短,其长臂上有明显且宽的深带靠近着丝粒。

22 号染色体:着丝粒区着色深。其长度大于 21 号染色体,在长臂的中段有 1 条较窄的深带。

Y 染色体:形态和长度变化较大,在人群中呈现多态性,一般整个长臂深染,在处理好的标本上有时可见 2 条深带。

【思考与练习】

(1)简述 G 显带标本制作的原理与方法。

(2)要制备出良好的 G 显带标本,操作时需注意哪些问题?

实验三　人类染色体高分辨显带标本的制备

【目的与要求】

(1)掌握人类染色体高分辨显带技术的原理。

(2)熟悉人类染色体高分辨显带技术的实验操作过程。

【实验原理】

人类有 46 条染色体,利用普通的 G 显带技术在其中 24 条中期染色体上可显示 320 条左右的带纹。20 世纪 70 年代以来,Yunis Bigger 和 Seabright 等采用细胞同步化等技术获得了大量处于晚前期、前中期和早中期的细长染色体,使人类染色体的显带数目增至 550～850 条,甚至 1000 条以上,这样就使得人类染色体在光学显微镜下显示出了更明显的特征,该技术称为高分辨显带。一般来讲,染色体越细长,则显示的带纹数越多且丰富,分辨率就越高。

目前,高分辨显带染色体标本制备方法分为两大类:一是同步拦截法,即先将细胞同步化,然后在适当的时间拦截分裂早期的细胞以获得较多的细长染色体;另一类称为阻止收缩法,即在收获细胞前向培养液中加入某些药物,以阻止染色体的收缩、变短。在科学实践中,这两种方法常被综合采用。

【实验用品】

1. 实验材料

人外周血。

2. 实验器材

显微镜、超净工作台、恒温培养箱、培养瓶、注射器、滴管、离心管、载玻片、盖玻片、酒精灯等。

3. 实验试剂

胸腺嘧啶核苷(TDR)溶液、0.85% NaCl 溶液、5 -溴 2′-脱氧尿嘧啶核苷(BrdU)溶液、秋水仙素、肝素抗凝剂、ICN 溶液、GKN 溶液、吉姆萨染液、RPMI - 1640 培养液、小牛血清、植物凝集素(PHA)溶液、$NaHCO_3$ 等。

【实验试剂的配制】

(1)TDR 溶液:称取 TDR 150 mg,溶于 10 mL 0.85% NaCl 溶液中,浓度为 15 mg/mL,稀

释10倍，即为1.5 mg/mL工作液，避光保存。

(2)BrdU溶液：称取BrdU 0.5 mg，溶于10 mL 0.85% NaCl溶液中，即为50 μg/mL BrdU溶液，避光保存。

(3)ICN溶液：称取NaCl 10.80 g、KCl 10.20 g、$Na_2HPO_4 \cdot 12H_2O$ 0.03 mg、KH_2PO_4 0.02 g，加蒸馏水至100 mL即成。

(4)GKN溶液：称取葡萄糖0.10 g、KCl 0.04 g、NaCl 10.80 g、$NaHCO_3$ 0.035 g，加蒸馏水至100 mL即成。

(5)培养液：按无菌操作取RPMI-1640培养液4 mL、小牛血清1 mL、青霉素与链霉素(均为5000 U/mL)各0.1 mL、PHA 0.2 mL，混合，用3.5% $NaHCO_3$调节pH值至7.0～7.4。

【实验内容与方法】

1. 过量TDR同步化法

(1)采血，培养：用碘酒或乙醇消毒皮肤，用经肝素湿润的无菌注射器抽取静脉血1 mL，立即接种于培养瓶内(每瓶加0.3～0.5 mL)，轻轻摇匀后，置37 ℃恒温培养箱内培养56小时(每天取出，轻轻摇匀2次)。

(2)加入过量TDR溶液：培养56小时后，加入TDR(终浓度为0.3 mg/mL)，再置37 ℃恒温培养箱中培养15～17小时。

(3)洗涤并加BrdU溶液：将培养物转移至离心管，用37 ℃预热的无血清培养液洗涤细胞2次，在第二次洗涤离心后，向细胞沉淀液中加入含20%小牛血清的RPMI-1640培养液(pH值为7.2～7.4)5 mL，再加入BrdU(终浓度为10 μg/mL)，置37 ℃恒温培养箱中培养5～7小时，然后加适量秋水仙素(终浓度为0.1 mg/mL)，作用15分钟。以上步骤均应进行无菌操作。

(4)收获制片：使用常规方法制备染色体标本1张，待干后，置显微镜下观察染色体铺展情况。若分散不理想，可采用以下措施改进：①加入固定液混匀，置4 ℃冰箱中过夜，或增加放置时间。②增加滴片高度。③增加固定次数，或提高固定液中冰醋酸的比例。当染色体分散程度符合要求后，常规制片。

(5)染色：先将吉姆萨染液倒入立式染色缸内，再将标本放入染色缸内染色10分钟左右，取出标本，用自来水冲洗，晾干后备用。

(6)高分辨G显带：具体步骤如下。①选片：将上述染色体标本在室温下保存6～7天(老化)，在普通光学显微镜下选出分裂象多、染色体铺展良好、很少或没有重叠而且形态特征清晰的玻片标本。②褪色：显带前一天，将选出的标本用Carnoy固定液脱色5～10分钟，勿经水洗，晾干后平置在托板上。③烤片：将标本置60 ℃恒温烤箱中烤片16～24小时，通常过夜即可。④消化：将烘烤过的标本置37 ℃预热的0.02%胰蛋白酶-ICN

溶液中消化 1～3 分钟(精确的消化时间每例均应测试后决定,消化时间确定后,即可成批进行 G 显带处理)。⑤漂洗:立即取出标本,在 37 ℃的 GKN 溶液中捞洗 15 秒,甩去玻片上的多余液体。⑥染色:用吉姆萨染液染色 15～20 分钟,经自来水、蒸馏水依次冲洗,晾干,镜检。

2. 甲氨蝶呤同步化法

(1)向已培养 56 小时的淋巴细胞培养瓶内加入 MTX 溶液(终浓度为 0.0455 μg/mL),置 37 ℃恒温培养箱中继续培养 15～17 小时。

(2)将培养物转移至离心管,以 1500 r/min 离心 5 分钟,弃去上清液,加入预热的 RPMI－1640 液 5 mL,洗涤 2 次;离心,去上清液后,移入装有 5 mL 37 ℃预温的含 20% 小牛血清 RPMI－1640 培养液的培养瓶中。

(3)加入 TDR(终浓度为 2.42 μg/mL),混匀后,置 37 ℃培养箱中培养 5 小时,加入秋水仙素(终浓度为 0.1 μg/mL),处理 15 分钟。以上步骤均需进行无菌操作。

(4)细胞的收获、染色体标本的制备和染色等步骤同“过量 TDR 同步化法”。

(5)人类高分辨 G 显带染色体的观察与识别。

【注意事项】

许多因素都能影响胰蛋白酶处理的吉姆萨显带的效果。

【实验结果与分析】

人类高分辨 G 显带染色体的主要特征如下。

1 号染色体:按染色体的大小、着丝粒的中央位置和典型的带纹,可以说这是一对最容易识别的染色体。其重要的特点包括:短臂远侧部 1/3 着色很浅,而长臂的近着丝粒的异染色质区着色深,变异大小不一(即 q31、q41、q43),越是靠近末端的带着色越浅。从晚前期到中中期,长臂中部的一条很深染的带(q31)和短臂近侧部片段的一条很深染的带(q21)始终是鲜明的。

2 号染色体:最大的亚中着丝粒染色体,短臂上的带纹分布较均匀。在前中期和早中期细胞中,最近侧的深带(p12)很明显。长臂具有一个独特的外形,即近侧区(q1),是这个染色体着色最浅的片段,而染色体的其他部分则着色甚深。在长臂上,q14 带的两条深的亚带(q14.1、q14.3)在晚前期和前中期是成对出现的,且非常明显。同样,这个臂最远侧部的两条深带(q34、q36)在从前中期到中中期的过程中是一个突出的特征。

3 号染色体:第二个最大的中着丝粒染色体,而且其两个臂的带纹给人以“对称”的印象。整体来说,该染色体的着色很深,只是在短臂的中部有一明显的浅色区(p21),在长臂的中部稍靠近着丝粒处也有一浅色区(q21)。短臂的末端为圆形且着色深,这是一个典型的特征。

4 号染色体:一个大的着色深的亚中着丝粒染色体。长臂上带的分布较为均匀,短臂有一个较大但着色不清晰的端粒,短臂的中部有两条明显的深带(p13、p15),p13 着色更深。长臂上近着丝粒处有一条深带(q13)。

5 号染色体:该染色体的大小和着丝粒位置与 4 号染色体相似。短臂中部有一条明显深带(p14),长臂中部 1/3 处有一段深带(q14、q21、q23),长臂远端有两条明显深带(q32、q34)。

6 号染色体:一个中等大小的亚中着丝粒染色体。短臂有一条大的浅带(p21),次带远侧有一条深带(p24),p24 外侧是一条浅带;长臂除中部有一条浅带(q21)外,其余部分着色都较深。

7 号染色体:短臂远端为一条大的深带,该深带外侧是浅染的端粒。长臂中部有两条大的着色很深的带(q21、q31),长臂远端有两条小的中度着色的带(q33、q35)。

8 号染色体:该染色体染色相当深,其上的带纹不太清楚。短臂上有两条深带(p12、p22),其中 p22 带着色很深。长臂远端 1/3(q23)处有一条明显深带。

9 号染色体:短臂的近着丝粒端有一条相当大的浅带(p13)和两条明显的深带(p21、p23)。长臂近着丝粒区(q21)的着色深浅不一,其后有一条中度着色的深带(q21)。长臂中央的 q22 为一条大的浅带,而长臂远端有两条着色很深的深带(q31、q33)。

10 号染色体:短臂中部有一条深带(p12)。长臂的特征明显,有三条分布均匀的深带。

11 号染色体:短臂有两条深带(pl2、p14)。该染色体的长臂较易辨认,在近着丝粒区有一条很大的浅带(q13)及两条着色很深的带(q14、q22)。

12 号染色体:短臂上一条深带(p12)占据了短臂的大部分。长臂近端有一条浅带(q13),中央部位有一大块深带(q14、q21、q23),占据长臂的一半。

13 号染色体:长臂远端比近端着色深,长臂远端 2/3 处为两条深带(q21、q31)。

14 号染色体:长臂近端 1/3 处有两条中度着色的深带(q12、q21);远端虽为浅染区,但其中有一条深带(q31)。

15 号染色体:该染色体是着色最浅的染色体,基本上没有着色很深的带,长臂远侧一半是浅染的,近端有两条中度着色的带(q14、q21)。

16 号染色体:此染色体短臂带型较难辨别,其明显特征是在长臂近着丝粒区有一条大的深带(q11)。

17 号染色体:长臂远端有一对深带(q22、q24),近端有一条大的浅带(q21)。

18 号染色体:该染色体染色很深,在深染的长臂中央有一条浅带(q21)。

19 号染色体:该染色体着色很浅,尤其是短臂,在其近着丝粒区染色稍深。该染色体甚难辨认。

20 号染色体:短臂有一条明显的深带(p12),长臂上有两条分布均匀的深带。

21 号染色体:这是一个很小的染色体,除 q22 以外,其余区域都着色很深。

22 号染色体:着色浅,着丝粒区深染。

X 染色体:短臂中央有一条大的深带(p21),长臂近端有一条大的着色很深的带(q21),之后是三条小的中度着色的带(q23、q25、q27)。

Y染色体:着色很深,长臂远端深染区变异很大,较难分辨。

【思考与练习】

(1)高分辨显带标本制备的原理是什么?

(2)简述人外周血淋巴细胞高分辨G显带染色体标本的制备程序。

实验四　人类染色体C显带标本的制备

【目的与要求】

(1)掌握人类染色体C显带技术。

(2)了解人类染色体C显带技术的原理。

【实验原理】

用强碱溶液加热处理染色体标本，使其DNA变性后，再以温热的盐溶液处理使其复性时，由高度重复DNA序列组成的着丝粒、部分次缢痕和异染色质区域的DNA复性速度要明显快于其他区域，因而易被吉姆萨染液深染，在染色体上呈现出特有的着丝粒和次缢痕深染区，即所谓的C带，也称为着丝粒异染色质带，而常染色质只能显示较淡的轮廓。由于人类的第1号、9号、16号染色体长臂近着丝粒处为次缢痕区(结构异染色质区)，Y染色体长臂远端也为异染色质部分，因此这些区域均可显示出非常明显的C带，故此法可以准确鉴别第1号、9号、16号和Y染色体，还可用于确定着丝粒的位置和数目，配合其他显带技术可鉴别部分染色体的结构异常。

目前认为，用氢氧化钡和盐类处理染色体，能从染色体中提取达80%的DNA，DNA被优先地从常染色质区提出，结果染色体臂着色浅而着丝粒异染色质着色深。研究表明，着丝粒异染色质仅与组蛋白结合，而常染色质含有大量非组蛋白蛋白质。一般认为，活跃的染色质比遗传上不活跃的染色质更富含非组蛋白，说明仅与组蛋白结合的染色质比含有大量非组蛋白的染色质结构紧密得多，这种紧密的结构可保护着丝粒的异染色质区。

【实验用品】

1. 实验材料

用常规方法制备的人类中期染色体标本(标本片龄以不超过5天为宜)。

2. 实验器材

显微镜、镊子、切片架、切片盒、染缸、量筒、吸管、滤纸等。

3. 实验试剂

0.2 mol/L HCl、5% $Ba(OH)_2$、2×SSC缓冲剂、吉姆萨染液等。

【实验内容与方法】

1. 染色体C显带标本的制备

方法1：

(1)0.2 mol/L HCl溶液的配制：吸取1.7 mL 12 mol/L HCl，慢慢加入98.3 mL的蒸馏水中。

(2)2×SSC溶液的配制：称取氯化钠17.54 g、柠檬酸钠8.82 g，溶于1000 mL蒸馏水中。

(3)将用常规法制备的人染色体白片标本放入0.2 mol/L HCl溶液中，在室温下处理15～30分钟，以除去组蛋白和非酸性蛋白，用自来水彻底冲洗后，再用蒸馏水冲洗。

(4)将标本浸入预温至56 ℃的5% $Ba(OH)_2$溶液中(置于56 ℃恒温水浴箱内)，处理10分钟。

(5)将标本立即用自来水彻底冲洗，再用蒸馏水冲洗，以去除钡垢。如果用预热到56 ℃的自来水冲洗，则可避免$Ba(OH)_2$遇冷沉淀到玻片上。

(6)将标本投入预温至65 ℃的2×SSC溶液中温育1～1.5小时，用自来水冲洗后，再用蒸馏水冲洗。

(7)用预温至37 ℃的吉姆萨染液染色10～20分钟，再用自来水冲洗，于空气中干燥。

方法2：

(1)将玻片标本放入0.2 mol/L HCl溶液中处理1小时，用自来水冲洗。浸入50 ℃ 1% $Ba(OH)_2$溶液中15～20秒，取出后立即用自来水冲洗。

(2)将玻片标本浸入60 ℃的2×SSC溶液中温育90分钟，用自来水反复冲洗。

(3)将玻片标本用吉姆萨染液染色15分钟，用自来水冲洗后，晾干。

方法3：

(1)将常规制备的新鲜染色体玻片标本放入预温至60 ℃的5% $Ba(OH)_2$溶液中处理5分钟，用蒸馏水冲洗。

(2)将标本浸入60 ℃预热的2×SSC溶液中处理90分钟，取出后，用蒸馏水冲洗干净。

(3)将标本用吉姆萨染液染色10分钟，用蒸馏水冲洗后，自然干燥。

2. 标本的观察

将染色后的标本先置低倍镜下观察，找到染色体分散良好、染色适中的典型分裂相后，再转换到高倍镜或油镜下仔细观察。

【注意事项】

(1)配制2×SSC溶液时，先溶解氯化钠，再加入柠檬酸钠。

(2)应迅速从$Ba(OH)_2$溶液中取出染色体标本，以避免因形成$BaCO_3$薄膜而贴在标本上，影响显带效果。

【实验结果与分析】

观察可见各号染色体着丝粒区深染。由于人类的第1号、9号、16号染色体长臂近着丝粒处为次缢痕区（结构异染色质区），Y染色体长臂远端也为异染色质部分，因此这些区域均可显示出非常明显的C带，故此法可以准确鉴别第1号、9号、16号和Y染色体。

【思考与练习】

简述人类染色体C显带标本制作的原理。

实验五　人类染色体Q显带标本的制备

【目的与要求】

(1)掌握人类染色体Q显带方法。

(2)了解人类染色体Q显带技术的原理。

【实验原理】

早在1970年,Caspersson及其同事首先用荧光染料染制染色体标本,在荧光显微镜下,这些染色体呈现亮暗不同的条纹。Q带形成的机制是喹吖因荧光染料能结合到染色体上富含A—T碱基对的节段中,由于染色体中DNA内的A—T丰富区对喹吖因荧光有增强作用,故显出亮带;反之,其DNA内C—G丰富区对喹吖因荧光有减弱作用,故显出暗带。有些学者认为,沿着染色体长度所构成的DNA链中的碱基组成的变化以及染色体内蛋白质-DNA间的相互作用对于染色体上荧光染料的不同反应而呈现不同亮暗的带纹都起着作用。该方法的优点是Q带受制片过程和热处理的影响较小,制片效果较好,分类简便,可显示独特的带型(带型鲜明);缺点是由于荧光持续存在的时间很短,因此必须立即进行显微摄影,即标本易褪色,不能做成永久性标本片。Q带条纹与G带相同,即Q带亮区为G带的深染区;反之,Q带暗区为G带的浅染区。

【实验用品】

1. 实验材料

常规方法制备的人类中期染色体标本(标本片龄以不超过1周为宜)。

2. 实验器材

荧光显微镜、镊子、切片架、染缸、量筒、吸管、滤纸等。

3. 实验试剂

Mcllvaine缓冲液、0.005%氮芥喹吖因荧光染液或0.5%二盐酸喹吖因荧光染液等。

【实验试剂的配制】

1. Mcllvaine缓冲液的配制

(1)原液A(0.1 mol/L柠檬酸溶液):取柠檬酸21.0 g,溶于1000 mL蒸馏水中。

(2)原液B(0.2 mol/L磷酸氢二钠):取磷酸氢二钠($Na_2HPO_4 \cdot 2H_2O$)36.5 g,溶于1000 mL蒸馏水中。

(3)工作液:取A液330 mL,与B液70 mL混合,即成pH值为7.0的工作液。

2. 荧光染料的配制

(1)0.005%氮芥喹吖因荧光染液:取氮芥喹吖因5 mg,溶于100 mL pH值为7.0的Mcllvaine缓冲液中,存入棕色瓶中,置于4 ℃中保存备用。

(2)0.5%二盐酸喹吖因荧光染液:取二盐酸喹吖因0.5 g,溶于100 mL蒸馏水中,用0.1 mol/L盐酸调节pH值至4.5,存入棕色瓶中,放置1周后使用(或用柠檬酸缓冲液直接配制,就不必再用盐酸调节pH值)。

【实验内容与方法】

(1)按常规进行染色体制片。

(2)将玻片浸于Mcllvaine缓冲液中5分钟。

(3)用荧光染料0.005%氮芥喹吖因或0.5%二盐酸喹吖因染色15~20分钟。

(4)用Mcllvaine缓冲液冲去荧光染液。

(5)将经荧光染色过的玻片放置于Mcllvaine缓冲液或蒸馏水中分色,每次5分钟,共3次。

(6)最后一次分色后,滴上1~2滴Mcllvaine缓冲液,用干净盖玻片盖上(注意不要有气泡),然后用指甲油或石蜡油于盖玻片周围封固,以防水分蒸发。

(7)将制好的玻片放置于荧光显微镜下观察,并进行显微照相,拍下所需的中期染色体图像,以便进行核型分析。

(8)对人类染色体Q显带标本进行观察。

【注意事项】

用荧光染料进行染色之后,分色时间要掌握好,这是关系到Q带是否清楚的关键。如果荧光太弱,可以小心取下盖玻片,再用荧光染料重新染色,再依次分色、封片。如果荧光太强,带型不清楚,则去掉盖玻片,可再次放置于缓冲液中分色1分钟。

【实验结果与分析】

Q带与G带非常相似,区别仅在于着丝粒区和第1、16号染色体的次缢痕,这些区段为Q带时,一般没有荧光,而为G带时,呈阳性着色。另外,Y染色体长臂的远侧端可见到典型的强荧光。

【思考与练习】

简述人类染色体Q显带标本制作的原理。

实验六　人类染色体 R 显带标本的制备

【目的与要求】

(1)掌握人类外周血细胞常规核型的标本制备方法。

(2)掌握人类染色体 R 显带技术的基本原理。

(3)熟悉人类染色体 R 显带技术的基本过程。

【实验原理】

由于 R 显带技术显示的带与 Q 带和 G 带的带型相反,因此被定名为逆转带,简称 R 带,即相反的意思,故又称反带。R 带特征与 G 带相同,只是浅带与深带颠倒而已。R 带可以弥补 Q 带与 G 带的不足。R 显带染色体末端着色,容易检测出染色体末端的畸变。

【实验用品】

1. 实验材料

人外周血。

2. 实验器材

显微镜、超净工作台、恒温培养箱、恒温水浴锅、20W 紫外线灯、铝饭盒、擦镜纸、香柏油、二甲苯、载玻片、盖玻片等。

3. 实验试剂

Hoechst 33258 原液、PBS 缓冲液,生理盐水、吖啶橙(AO)染液、胸腺嘧啶核苷、Hanks 液、欧氏液、吉姆萨染液、BrdU、秋水仙素、RPMI－1640 培养液、小牛血清、植物凝集素(PHA)等。

【实验试剂的配制】

1. Hoechst 33258 液

(1)原液:将 Hoechst 33258 2 mg 溶于 2 mL 双蒸水中。

(2)工作液:在 200 mL 的 1/15 mol/L 磷酸缓冲液中加入 0.75 mL 的 Hoechst 33258 原液,混匀,备用。

2. 吖啶橙染液

取 0.1 g 吖啶橙,溶于 100 mL 1/15 mol/L 的磷酸缓冲液(pH 值为 6.5)中。

3. 欧氏液

(1)A 液:取 NaCl 6.80 g、KCl 0.40 g、$NaH_2PO_4 \cdot 2H_2O$ 0.14 g,溶于 800 mL 双蒸水中。

(2)B液：取 $CaCl_2$(无水)0.20 g、$MgCl_2 \cdot 6H_2O$ 0.17 g，溶于200 mL双蒸水中。

(3)工作液(pH值为6.5)：取A液8份、B液2份，混匀，备用。

【实验内容与方法】

1. 制备R显带染色体白片标本

(1)当外周血淋巴细胞培养至72小时后，加入胸腺嘧啶核苷(大剂量时可阻断细胞内DNA的合成)，使溶液最终浓度为0.3 mg/mL(在每5 mL培养物中加入浓度为30 mg/mL的胸腺嘧啶核苷，用5号针头取3滴)。

(2)继续培养17小时，将细胞转移至尖底离心管中，用Hanks液冲洗细胞2次。

(3)加入含有PHA的新鲜培养基，同时加入BrdU，使溶液最终浓度为10 mg/mL(每5 mL培养物加入1 mg/mL的BrdU液，用5号针头取5滴)，继续培养5小时；加入秋水仙素，使溶液最终浓度为0.07 μg/mL。

(4)在37 ℃中处理2小时后，按常规方法收获细胞，制片。

2. R带染色

(1)将标本片用Hoechst 33258工作液染色20分钟或用AO工作液染色5分钟，用磷酸缓冲液冲洗2次。

(2)在恒温水溶箱内放一铝饭盒，内放铁丝架(或玻璃架)，加磷酸缓冲液(45 ℃)，保持溶液的高度以接近而不超过铁丝架为最好，在染色体制片上滴加较多磷酸缓冲液，盖一小张擦镜纸，将紫外线灯(带罩)放在恒温水溶箱上，使灯与标本垂直，照射15～20分钟，照射距离为2 cm。

(3)先用蒸馏水冲洗2次，再用86 ℃的欧氏液处理1～2分钟，用蒸馏水冲洗2次。

(4)用吉姆萨染液染色5～10分钟，并用自来水冲洗，晾干，镜检。

【注意事项】

(1)BrdU的浓度和作用时间是实验成败的关键。

(2)用紫外线灯照射时，距离玻片太远也不利于带型的显示。紫外线照射时间越长，在欧氏液中处理时间应越短。

(3)标本以新鲜者为好(隔夜标本亦可以)。

【实验结果与分析】

R带是中期染色体经碱性磷酸盐处理，AO或吉姆萨染色后所呈现的带型，一般与G带正好相反。在G带染色体标本出现的深带用R显带法就是浅带，同时在G显带染色体标本出现的浅带用R显带法就是深带。先用低倍镜观察整张玻片，找到分散良好且染色体长短适中的分裂象，再将其置于油镜下观察，根据每条染色体的特异带型，可清楚辨认每条染色体，并分析其数目及结构异常。

【思考与练习】

简述人类染色体R显带标本制作的原理。

实验七　人类染色体T显带标本的制备

【目的与要求】

掌握吉姆萨染色或吉姆萨与荧光联合染色T显带的技术。

【实验原理】

端粒是维持染色体正常复制和上下代传递的三个基本功能单位之一。端粒的功能包括确保染色体末端的正常复制，防止断裂的DNA与染色体末端的重组。端粒亦是哺乳动物生殖细胞减数分裂第一次分裂时同源染色体配对的起始部位。每次细胞分裂，染色体丢失其末端约100个核苷酸，此变短的端粒可为细胞提供一有丝分裂的时钟。丢失的端粒序列可经端粒酶的作用逐个加回。T显带技术专门显示染色体端粒，可用于分析染色体端粒有无缺失、易位等畸变。T显带是R显带的亚类，因着色在端粒而被称为T显带。T带是R带的最深染部分，必须用特殊的高热处理染色体，然后用吉姆萨染色或吉姆萨与荧光联合染色。

【实验用品】

1. 实验材料

常规方法制备的人类中期染色体标本片(片龄在1周以内)。

2. 实验器材

普通光学显微镜、恒温水浴箱、培养皿、1 mL注射器、擦镜纸、小镊子等。

3. 实验试剂

PBS缓冲液(pH值为6.7)、吉姆萨染液、吖啶橙(AO)染液。

【实验试剂的配制】

0.005% AO磷酸缓冲液：取5 mg AO，溶于100 mL pH值为6.5的磷酸缓冲液中。

【实验内容与方法】

(1)将染色体玻片标本(用常规外周血法制备的标本)放入87～93 ℃预热的PBS缓冲液(pH值为6.7)中温育15分钟。

(2)从磷酸缓冲液中取出标本，浸入0.005% AO磷酸缓冲液中染色5～10分钟，再用蒸馏水或磷酸缓冲液(pH值为6.7)中分色2分钟。

(3)用磷酸缓冲液封片，再用显微镜高倍目镜检查显带标本，如染色体末端出现一定的带型(称端带型，即T带)，即为可取标本(也可先在AO染色后，用紫外线灯照射，再用吉姆萨染液染色，得到T带)。

【注意事项】

染色体标本制备中的注意事项在本实验中皆应注意。

【实验结果与分析】

在荧光显微镜下，可观察到1、4、11和19号染色体短臂的末端显出绿色T带，以8、9、10和17号染色体长臂的端带最为鲜明，5、12、14、16、20、21和22号染色体末端也稍显绿色，3、6、18号染色体以及X染色体、Y染色体不显端带。如应用热处理持续15～25分钟，则11号染色体长臂近侧段、19号染色体短臂近侧段，以及22号染色体长臂近侧段均显示典型的中间绿带。此法特别适合用于识别22号染色体的长臂。应用热处理30分钟或更长时间后，T带消失，出现R带型。

【思考与练习】

简述人类染色体T显带标本制作的原理。

实验八　人类染色体 NOR 带标本的制备

【目的与要求】

(1)掌握人类染色体 NOR 带标本的制备。

(2)了解人类染色体 NOR 带标本制备的原理。

【实验原理】

人类的近端着丝粒染色体(即 13、14、15、21 和 22 号染色体)的副缢痕处与核仁形成有关,故称其为核仁形成区(nucleolus - organizingregion,NOR),它是中期染色体上的明显结构之一。应用 DNA - RNA 分子杂交技术,证明人类的 18S 和 28S 核糖体 RNA(rRNA 编码结构)的基因位于 NOR。目前已有多种技术可以显示中期染色体上的 NOR,其中最简单且准确的方法是银染法,即利用硝酸银将具有转录活性的 NOR 特异性地染成黑色,人们将这种银染阳性的核仁形成区称为 Ag - NOR。Ag - NOR 是具有转录活性的 18S rRNA 基因和 128S rRNA 基因所在的部位,由于具有转录活性的 rRNA 基因(rDNA)往往伴有丰富的酸性蛋白质,该类蛋白质含有巯基(—SH)和二硫键(—S—S—),能使 $AgNO_3$中的 Ag^+ 还原成 Ag 颗粒,因此有转录活性的 NOR 常被镀上银颗粒而呈现黑色,没有转录活性的 NOR 则不着色。故其着色程度与细胞中 rRNA 基因的转录活性相一致。在同一物种,Ag - NOR 的数目及其在染色体上的位置是相对恒定的,如果发生了改变,就意味着 rRNA 基因的活性发生了变化,故此项技术是目前探寻 rRNA 基因功能的方法之一。

此外,人类近端着丝粒染色体的随体间易发生联合,这种联合可能是造成近端着丝粒染色体不分离、断裂和易位的原因。利用银染技术可在发生联合的染色体间清楚地看到有银染物质相连。因此,银染近端着丝染色体联合(Ag - stained acrocentric association,Ag - AA)可以作为准确判断人体细胞是否存在近端着丝粒染色体随体联合的客观标准。目前,也将 Ag - AA 看作反映 rRNA 基因活性大小的一个指标。银染技术已开始广泛应用于肿瘤细胞遗传学、体细胞遗传学、进化遗传学、临床细胞遗传学,以及药物、化学因素等的遗传效应的研究上。

【实验用品】

1. 实验材料

常规方法制备的人类中期染色体标本片。

2. 实验器材

显微镜、恒温水浴箱、培养皿、吸管、染缸等。

3. 实验试剂

5 mol/L盐酸溶液、50%硝酸银($AgNO_3$)溶液(用时现配)、0.1%甲酸溶液、2%蛋白胶、5%硫代硫酸钠溶液、2.5%戊醛溶液、30%～100%梯度乙醇和丙酮、Carnoy固定液(用时现配)、醋酸铀和柠檬酸铅染液、蒸馏水等。

【实验内容与方法】

(1)制备处于中期的人外周血液淋巴细胞悬液,用常规方法收获细胞,制片。

(2)将标本浸入装有5 mol/L盐酸溶液中,常温处理5分钟后取出,用自来水反复冲洗数次,晾干后,将标本面朝上,放于培养皿中。

(3)取0.1%甲酸和硝酸银,按1∶1配制成50%硝酸银溶液。取50%硝酸银溶液0.5 mL,滴加到标本上,盖上擦镜纸,放于56 ℃的恒温水浴箱中处理3～5分钟,待擦镜纸呈棕色后,取出载玻片,去掉擦镜纸,用水反复冲洗数次,晾干,镜检。

【注意事项】

(1)$AgNO_3$工作液应现用现配,并注意避光(可用锡箔纸包住离心管,放置时间不能超过20分钟,如放置的时间较长,溶液出现混浊时即不宜再使用)。

(2)滴$AgNO_3$溶液时,不能让玻片干燥,并注意防止将银染液溅至衣物和手上,以免留下难以去除的黑色污点。

(3)滴片时,染色体标本片一定要平置,以使染液均匀分布在标本上,使标本着色均匀。

(4)一定要先让玻片擦镜纸变黑后再冲洗。

【实验结果与分析】

在低倍镜下,可见标本背景呈浅黄色,染色体着色较深,端着丝粒的银染蛋白(NOR)存在的部位呈现棕黑色颗粒。选择染色体分散良好、银染颗粒清楚的分裂象,转换高倍镜和油镜继续观察,并精确计数10～20个细胞中每个细胞各有多少条染色体的NOR染成棕黑色,计算Ag-NOR的平均数。人体细胞的银染颗粒有遗传稳定性,正常Ag-NOR一般为4～8个/核型。一般说来,细胞中的Ag-NOR数量可在某种程度上反映出该细胞rRNA基因的活性(Ag-NOR均值=n个核型中含Ag-NOR染色体的总数/n个核型)。

正常情况下,人体外周血中的淋巴细胞是成熟免疫细胞,并且处于G_0期。PHA是人和其他动物有丝分裂的刺激剂,能使处于G_0期的淋巴细胞转化为淋巴母细胞,使细胞转入旺盛的分裂增殖状态。如果在细胞有丝分裂的高峰时段,在培养液中加入一定量的秋水仙素,就可以破坏细胞中的纺锤体形成,即终止细胞增殖的过程,使细胞停止于细胞分裂的中期，再通过一系列的制片过程，即可获得清晰且分散良好的人类染色体玻片标本。

在近端着丝粒染色体的短臂区，由于存在转录的 rRNA 基因，并且该基因在间期细胞核中是形成核仁的基本成分，在该区存在可将 Ag^+ 还原为 Ag 的某种酸性蛋白质，因此可通过银染的方法将该区镀上棕黑色的银。它的数量可在某种程度上反映出该细胞 rRNA 基因的活性。

【思考与练习】

绘制一个中期分裂象图，显示 Ag－NOR 的位置、数目和形态。

实验九　人类正常非显带染色体核型分析

【目的与要求】

(1)掌握人类中期染色体的结构与数目。

(2)熟悉非显带染色体的核型分析方法。

(3)了解并掌握常规染色体的分类、分组标准。

【实验原理】

染色体是种的标志,各种生物染色体数目和形态是恒定的。因此,对人类染色体的识别,是依据正常人类染色体的固有形态特征和数目进行对照分析,也是确定和发现染色体异常和染色体畸变综合征的基本手段和诊断基础。

【实验用品】

剪刀、镊子、小尺、胶水、牙签、铅笔、橡皮、正常人体非显带染色体照片等。

【实验内容与方法】

(1)计数:取正常人体非显带染色体图片(或照片),将一张小图贴在报告单上作为分析对照,将另一张照片用作剪贴,计数染色体总数,确定有染色体数目和无染色体数目。

(2)分组,编号:使用 Denver 体制进行染色体分组配对,根据染色体的相对长度和着丝粒位置等形态特征,在染色体分裂象照片中仔细辨认,并用铅笔在染色体旁边注明序号或组别,先找出 A、B、D、E、F、G 组,最后辨认 C 组。

(3)剪排:将照片上的染色体逐个按长方形框剪下,使短臂朝上、长臂朝下,依次排列在预先划分好的分组横线的报告单上。

(4)粘贴:用牙签取少许胶水,小心地将每号染色体由大到小,按照组别和序号粘贴在报告单上。

【注意事项】

做人类正常染色体图片(或照片)核型分析时,应按组别编号,校对调整后,立即贴在报告单上,以防染色体图片被吹落丢失。

【实验结果与分析】

1. 染色体的类型

按着丝粒在染色体长轴的位置不同，可将染色体分成以下3种类型。

（1）中央着丝粒染色体：着丝粒位于或靠近染色体纵轴中央，将染色体分为长短相近的两个臂。

（2）亚中央着丝粒染色体：着丝粒略偏于染色体的一端，将染色体分为长短明显不同的两个臂。

（3）近端着丝粒染色体：着丝粒靠近染色体的端部。

2. 分组

A组（1～3号染色体）：最大，着丝粒在中部或几乎在中部。1号染色体为中央着丝粒染色体；2号染色体为亚中央着丝粒染色体；3号染色体为中央着丝粒染色体。

B组（4～5号染色体）：4号染色体和5号染色体是两对大的亚中央着丝粒染色体。

C组（6～12号染色体＋X染色体）：包括6～12号染色体及X染色体中等大小的亚中央着丝粒染色体。它们的大小差不多，彼此间难以区分。X染色体介于7、8号染色体之间。

D组（13～15号染色体）：中等大小近端着丝粒染色体，它们的一个重要形态特征是随体。

E组（16～18号染色体）：16号染色体最大，为中央着丝粒染色体；17号染色体中等大小，为亚中央着丝粒染色体，短臂看得很清楚；18号染色体最小，其短臂很小。

F组（19～20号染色体）：小的中央着丝粒染色体。

G组（21～22号染色体＋Y染色体）：最小，为近端着丝粒染色体，在21号染色体和22号染色体的短臂上可见到随体。22号染色体比21号染色体要大些。Y染色体的形态和大小与G组染色体相似，其两条染色单体一般不呈分叉状，几乎是平行的。一般来说，Y染色体比第21、22号染色体要长一些，没有随体，长臂的端部模糊不清，呈“细毛状”。

【思考与练习】

（1）如何进行正常人非显带染色体的剪贴和核型分析？

（2）简述人类染色体的数目及形态特征。

实验十　人类脆性 X 染色体标本的制备

【目的与要求】

(1)掌握脆性 X 染色体标本的制备方法。

(2)熟悉脆性 X 染色质的检测在临床上的意义。

(3)了解脆性 X 染色体与智力低下的关系。

【实验原理】

早在 1940 年,遗传学家就发现在人类的智力低下患者中,男性发病率总是比女性发病率。于是,他们开始怀疑这种智力低下可能与 X 染色体有关,因为男性只有一个 X 染色体,而女性则有两个 X 染色体。到了 1969 年前后,遗传学家终于发现了一个典型的智力低下患者家系,在这个家庭里的两个男孩都表现出智力低下。经染色体分析发现,他们的细胞内唯一的 X 染色体均有别于正常男性的 X 染色体,表现为 X 染色体的长臂末端出现“缢沟”。这种患者的细胞在缺乏胸腺嘧啶或叶酸的环境中培养时,往往会出现 X 染色体在“缢沟”处发生断裂,根据这些结果,将其首次命名为“脆性 X 染色体综合征”。

【实验用品】

1. 实验材料

人外周血等。

2. 实验器材

显微镜、普通离心机、恒温水浴箱、隔水式恒温培养箱或 CO_2 培养箱、电热干燥箱、天平、超净工作台(或无菌接种箱)、微型除菌滤器、试管架、pH 试纸(5.5～9.0)或酸度计、橡胶塞、注射器(微量及 5 mL)、培养瓶、移液管(5 mL)、刻度离心管、吸管、量筒、酒精灯、玻璃滤器、载玻片、盖玻片、香柏油、擦镜纸等。

3. 实验试剂

氯化钠、氯化钾、磷酸二氢钾、磷酸氢二钠、碳酸氢钠、甲醇、冰醋酸、吉姆萨染液、二甲苯、甘油、PHA、TC199 培养液、谷氨酰胺、秋水仙素、4 -羟乙基哌嗪乙磺酸(HEPES)、小牛血清、FudR、甲氨蝶呤(MTX)、青霉素、链霉素、咖啡因等。

【实验试剂的配制】

(1)TC199 培养液:取 TC199 粉 1 g,加三蒸水 90 mL 溶解后,加 HEPES 0.7 g、

PHA(10 mg安瓿装)3支、双抗(10^5 U/mL)0.1 mL,混匀后,加蒸馏水至95 mL,用5%碳酸氢钠溶液调节pH值为7.4,再加入5 mL小牛血清,用玻璃滤器(G6)抽滤除菌,分装成每瓶5 mL,备用。

(2)2.5 mmol/L FudR液:称取FudR粉12.31 mg,溶于20 mL生理盐水中,用无菌微型微孔滤器过滤,于4 ℃保存备用。

(3)110 mmol/L咖啡因溶液:称取426.80 mg咖啡因(分子量为194.19),加入20 mL生理盐水溶解后,用无菌微型滤器除菌,于4 ℃保存备用。

(4)4×10^{-6} mol/L MTX溶液:称取MTX 18.2 mg,加入9 mL蒸馏水和0.5 mL的1 mol/L NaOH,再加入0.5 mL的1 mol/L HCl,除菌过滤,于4 ℃保存备用。

【实验内容与方法】

1. 外周血淋巴细胞脆性X染色体标本的制备

(1)用经肝素湿润的注射器抽取疑有脆性X综合征患者的静脉血,将0.5 mL抗凝血接种于5%小牛血清的TC199培养基(5 mL)中,于37 ℃培养72小时。

(2)加入2.5 mmol/L FudR液0.1 mL,使其终浓度为0.05 mmol/L,继续培养17小时。

(3)终止培养前6小时,加入110 mmol/L咖啡因0.1 mL,混匀,使其终浓度为2.2 mmol/L。

(4)终止培养前2小时,加入10 μg/mL秋水仙素0.2 mL,使其终浓度为0.4 μg/mL。

(5)按常规方法收获细胞,制备染色体标本,进行吉姆萨染色或做G显带处理。

另一种常用的方法是:接种外周血于TC199培养液中,置37 ℃恒温培养箱中培养72小时;加入MTX,使其终浓度为10 μg/mL,继续培养18小时;加入秋水仙素溶液,使其终浓度为0.02 μg/mL,继续培养4～6小时;终止培养,按常规方法收获细胞,制备染色体标本,进行吉姆萨染色。

2. 绒毛细胞脆性X染色体标本的制备

(1)将挑选的绒毛(2～3根)接种于含5%小牛血清的TC199培养基中,置37 ℃下培养72小时。

(2)终止培养前22.5小时,加入4×10^{-6} mol/L的MTX 0.1 mL,混匀,使其终浓度为8×10^{-8} mol/L,继续培养。

(3)收获前5.5小时,用TC199培养液洗涤培养物,更换培养液2次。

(4)收获前0.5～1小时,加入10 μg/mL秋水仙素0.2 mL,使其终浓度为0.4 μg/mL。

(5)按绒毛细胞染色体标本制备方法制片,进行吉姆萨染色或做G显带处理。

3. 羊水细胞脆性X染色体标本的制备

(1)在含30%小牛血清的TC199培养液中培养羊水细胞,至细胞生长旺盛时,用含有15%小牛血清的TC199更换培养液。

(2)收获前24小时,加入2.5 mmol/L FudR液0.1 mL,使其终浓度为0.5 mmol/L,

混匀，继续培养。

(3)终止培养前6小时，同时加入咖啡因和秋水仙素，使加入后的培养液最终浓度分别为2.2 mmol/L和0.2 μg/L，混匀。

(4)经6小时培养后，按羊水细胞染色体标本制备方法收获制片，进行吉姆萨染色或做G显带处理。

【注意事项】

染色体标本制备中的注意事项在本实验中皆应注意。

【实验结果与分析】

对未显带的染色体标本，脆性X染色体阳性的标准为处于中等大小的亚中央着丝粒染色体长臂末端上的染色体和染色单体裂隙。一旦发现脆性位点，应做G显带(先以70%乙醇使标本褪色)，以确定其在染色体上的确切位置，进一步鉴别X染色体，表达频率按50个中期细胞中具有Xq27脆性位点的细胞数来表示。

脆性X染色体的主要特征有：①具有宽度不等的非裂隙或断裂，常涉及两个染色单体；②对任何家庭或个人，这个部位恒定地出现在受检染色体的同一位置上；③呈孟德尔式共显性遗传；④具有明显的脆性，可出现无着丝粒片段、染色体部分缺失或三射体图像。

【思考与练习】

(1)绘制所观察到的脆性X染色体图。

(2)脆性X染色体的检测在临床上有何意义？

第五部分　细胞分子生物学实验

实验一　DNA 的提取及检测

【目的与要求】

(1)掌握从动物组织、培养细胞、血液及大肠杆菌中提取 DNA 的方法。

(2)了解常用 DNA 提取方法的原理。

【实验原理】

研究人类基因组和动物细胞基因组染色体的基因定位、文库构建、大尺度和精细物理图谱分析、指纹图谱分析时,必须分离、制备染色体 DNA。因此,DNA 提取技术是最基本的分子生物学实验方法。

提取 DNA 的方法有多种,这里介绍最常用的 SDS-蛋白酶 K-苯酚抽提法。本方法是在十二烷基硫酸钠(SDS)和乙二胺四乙酸(EDTA)溶液中,用蛋白酶 K 消化细胞蛋白质,由 SDS 破坏核膜而使 DNA 释放入水溶液。其中,EDTA 可螯合 Ca^{2+}、Mg^{2+} 等金属离子,抑制 DNA 酶对 DNA 的降解作用,SDS 还可破坏细胞膜上的脂肪和蛋白,并与蛋白质结合成为复合物,使蛋白质变性而沉淀下来。酚-氯仿-异戊醇可使蛋白进一步沉淀,使 DNA 纯化。大分子 DNA 在乙醇中会析出絮状物,以无菌玻璃棒或塑料棒搅拌缠绕,将 DNA 挑出,在 70%乙醇中漂洗脱盐,真空干燥后,溶解在 TE 缓冲液中。此方法制备的 DNA 大小一般为 40～150 kb。如要制备更大的基因组 DNA,则需用完整细胞基因组 DNA 的低熔点胶包块法,可得到 1000 kb 左右的基因组 DNA。

【实验用品】

1. 实验材料

新鲜组织、培养细胞、血液、大肠杆菌。

2. 实验器材

匀浆器、液氮、水浴锅、1.5 mL 离心管、15 mL 离心管、低温高速离心机、普通离心机、紫外分光光度计、1000 μL 微量移液器、1～10 μL 微量移液器等。

3. 实验试剂

预冷的PBS缓冲液(pH值为7.2)、DNA消化液、预冷的无水乙醇、预冷的70%乙醇、20 mg/mL的蛋白酶K、酚-氯仿-异戊醇、3 mol/L乙酸钠、预冷的RNase(10 mg/mL)、TE缓冲液、双蒸水、0.25%胰酶(从培养细胞中提取DNA用)、红细胞裂解缓冲液(从血液中提取DNA用)、TNES缓冲液(从血液中提取DNA用)、NaCl饱和液(从血液中提取DNA用)、LB琼脂培养基或液体培养基(大肠杆菌质粒DNA提取用)、GTE缓冲液(大肠杆菌质粒DNA提取用)、新鲜的0.2 mol/L NaOH(内含1% SDS)(大肠杆菌质粒DNA提取用)、乙酸钾溶液(pH值为4.8,大肠杆菌质粒DNA提取用)、酚-氯仿(大肠杆菌质粒DNA提取用)等。

【实验试剂的配制】

(1)PBS缓冲液:称取NaCl 8.0 g、KCl 0.2 g、$Na_2HPO_4 \cdot 12H_2O$ 2.9 g、KH_2PO_4 0.2 g,用双蒸水定容至1000 mL,于121 ℃高压灭菌15～20分钟。

(2)苯酚:在空气中经常被氧化生成醌,能够产生自由基,直接用于DNA分离,会使磷酸二酯键断裂,造成DNA降解。氧化苯酚需要经过高温重蒸以除去氧化物,并用Tris-HCl饱和酚,并调节pH至中性。

(3)红细胞裂解缓冲液(155 mmol/L NH_4Cl,10 mmol/L NH_4HCO_3,1 mmol/L EDTA-Na_2):取NH_4Cl 4.145 g、NH_4HCO_3 0.035 g、0.1 mol/L EDTA(pH值为7.4) 5 mL,加入双蒸水350 mL中,将pH值调至7.4,再加双蒸水至500 mL,于121 ℃高压灭菌15～20分钟。

(4)LB培养基:每升LB培养基含有胰蛋白胨10 g、酵母提取物5 g、NaCl 10 g、琼脂糖或琼脂(固体培养基用)15 g,用NaOH调节pH值至7.5,于121 ℃高压灭菌15～20分钟。

(5)TNES缓冲液:取1 mol/L Tris-HCl(pH值为8.0)10 mL、5 mol/L NaCl 30 mL、0.25 mol/L EDTA 40 mL、10% SDS 10 mL,用双蒸水定容至1000 mL。

(6)GTE缓冲液(pH值为8.0):由50 mmol/L葡萄糖,25 mmol/L Tris-HCl(pH值为8.0),10 mmol/L EDTA(pH值为8.0),2 mg/mL溶菌酶(临用时加入)组成。

(7)乙酸钾溶液(pH值为4.8,5 mol/L):取29.5 mL冰醋酸,用KOH颗粒调节pH值为4.8(几粒),加双蒸水至100 mL,于室温下保存(不可高压灭菌)。

(8)TE缓冲液(pH值为8.0):由10 mmol/L Tris-HCl、1 mmol/L EDTA组成,于121 ℃高压灭菌15～20分钟。

(9)DNA消化缓冲液:由100 mmol/L NaCl、10 mmol/L Tris-HCl(pH值为8.0)、25 mmol/L EDTA(pH值为8.0)、5 g/L SDS组成。

【实验内容与方法】

1. 从组织细胞中提取DNA

(1)匀浆:取新鲜或冷冻组织,迅速剪切、称量约100 mg于匀浆器中,加入2 mL预冷的 PBS 缓冲液进行匀浆。

(2)离心:以 3300 r/min 离心 5 分钟,弃去上清液。

(3)消化:加入 DNA 消化缓冲液 500 μL,再加入 20 mg/mL 的蛋白酶 K 5 μL,翻转混匀(动作要轻柔),于 55 ℃水浴 1 小时。

(4)抽提:加入等体积酚-氯仿-异戊醇,慢慢旋转混匀,倾斜,使两相接触面积增大。

(5)离心:于 4 ℃低温,以 10000 r/min 离心 10 分钟。

(6)沉淀:小心吸取上层含 DNA 的水相至新的离心管,加入 1/10 体积的 3 mol/L 乙酸钠,小心充分混匀,再加 2.5 倍体积的预冷无水乙醇,混匀,于−20 ℃放置 30 分钟以上。

(7)洗涤:于 4 ℃低温,以 12000 r/min 离心 15 分钟,弃去上清液,加入预冷的 75%乙醇约 1 mL 洗涤,沉淀。

(8)干燥:于 4 ℃低温,以 12000 r/min 离心 15 分钟,弃去上清液,将离心管倒置于吸水纸上,除掉管壁上的残余液体,在室温下干燥约 10 分钟(不必完全干燥,否则难以溶解)。

(9)稀释:加适量(约 40 μL)TE 缓冲液溶解,置于 4 ℃或−20 ℃保存备用。

2. 从培养细胞中提取 DNA

(1)收集细胞:将培养的细胞用 0.25%胰酶消化后,重悬细胞(1×10^6/mL),于 4 ℃以 1500 r/min 离心 5 分钟,弃去上清液;如为悬浮细胞,则直接离心即可。

(2)洗涤:将细胞用冰冷的 PBS 缓冲液重悬,在同样条件下离心,弃去上清液后,收集细胞。

(3)重复洗涤:重复步骤(2)。

(4)消化:加入 DNA 消化缓冲液,余下步骤同“从组织细胞中提取 DNA”。

3. 从血液中提取 DNA

(1)裂解红细胞:取 5 mL 新鲜抗凝全血,加 10 mL 红细胞裂解缓冲液,在冰上冷育 30 分钟,每隔 5 分钟猛烈振摇 1 次。

(2)离心:于室温下,以 1000 r/min 离心 10 分钟。

(3)重复裂解红细胞:弃去上清液,加入红细胞裂解液后,重复上述步骤 1 次。

(4)加入 5 mL TNES 缓冲液和蛋白酶 K(终浓度 100 μg/mL),于 55 ℃水浴 1 小时。

(5)加入 5 mL 双蒸水和 5 mL NaCl 饱和溶液(终浓度为 6 mol/L),振荡,混匀。

(6)离心:在室温下以 3000 r/min 离心 10 分钟,将上清液移入新的离心管中。

(7)乙醇沉淀:加 2 倍−20 ℃预冷乙醇,轻轻振荡,混匀。

(8)乙醇洗涤:用无菌玻璃棒挑取 DNA,再用 70%乙醇蘸洗 1 次。

(9)干燥、溶解 DNA:先真空抽干,再加 200~300 μL TE 缓冲液溶解,于−20 ℃保存。

4. 大肠杆菌质粒 DNA 的提取

所有分离质粒 DNA 的方法都包括 3 个基本步骤,即培养细菌(使质粒扩增)、收集和裂解细菌、分离和纯化质粒 DNA。

(1)培养细菌：将带有质粒 pUC19 或 pBR322 的大肠杆菌接种在 LB 琼脂培养基上或液体培养基中，于 37 ℃培养 24～48 小时。

(2)用牙签挑取平板培养基上的菌落，放入 1.5 mL 离心管中，或取液体培养菌液 1.5 mL置于离心管中，以 10000 r/min 离心 1 分钟，弃去上清液，加入 150 μL GTE 缓冲液，在室温下放置 10 分钟。溶菌酶在碱性条件下不稳定，必须在使用时新配制。使用 EDTA 是为了去除细胞壁上的 Ca^{2+}，使溶菌酶更容易与细胞壁接触。

(3)碱裂解：加入 200 μL 新配制的 0.2 mol/L NaOH(内含 1% SDS)，加盖，颠倒2 次或 3 次，使之混匀，在冰上放置 5 分钟(SDS 能使细胞膜裂解，并使蛋白变性)。

(4)去除蛋白等杂质：加入 150 μL 冰冷的乙酸钾溶液(pH 值为 4.8)，加盖后，颠倒数次，混匀，在冰上放置 15 分钟(乙酸钾能沉淀 SDS 及 SDS 与蛋白质的复合物，在冰上放置 15 分钟是为了使沉淀更为完全)。

(5)离心：以 10000 r/min 离心 5 分钟，将上清液倒入另一干净的离心管中(如果上清液经离心后仍混浊，应混匀后再冷却至 4 ℃并重新离心)。

(6)核酸抽提：向上清液中加入等体积的酚-氯仿(1∶1，体积比)，振荡，混匀，以 10000 r/min 离心 2 分钟，将上清液转移至新的离心管中。

(7)沉淀 DNA：向上清液中加入 2 倍体积的无水乙醇，混匀，于室温下放置 2 分钟，以 10000 r/min 离心 5 分钟，倒去上清乙醇溶液，把离心管倒扣在吸水纸上，吸干液体。

(8)洗涤、干燥：加 0.5 mL 70%乙醇，振荡并离心，倒去上清液，真空抽干或于室温下自然干燥，于－20 ℃保存备用。

【注意事项】

(1)要将组织样品尽量研磨得细一点，如颗粒太大，细胞裂解会不彻底，在随后的过程中会导致 DNA 严重降解。

(2)生物样品要防止被污染，以免混入其他来源的 DNA；其他核酸分子(如 RNA)也应尽量去除。

(3)本法的成功与否，关键步骤是蛋白酶 K 消化要好，于 55 ℃孵育时要不断地轻轻振摇，否则蛋白质不易去除，且 DNA 获得率低。

(4)真核细胞 DNA 分子量较大，机械张力极易引起 DNA 分子的断裂，因此操作条件要缓和，摇动速度不要过快，溶液转移次数要尽量减少。

(5)当样本材料太少、细胞破裂因不够充分而 DNA 释放不完全、离心力偏小、两相分离不完全时，基因组 DNA 获得率则较低或无基因组 DNA。

(6)质粒 DNA 有 3 种形式，即共价闭环 DNA(covalently closed circular DNA，cccDNA)、开环 DNA(open circular DNA，ocDNA)及线性 DNA。电泳时，同一质粒如以 cccDNA 形式存在，则比其他开环 DNA 和线性 DNA 的泳动速度快，因此在本实验中自制质粒 DNA 在电泳凝胶中可能呈现 3 条区带。

(7)凡未注明离心温度者,均可在室温下进行。由于酚腐蚀性较强,因此摇动抽提时应戴一次性手套。

【实验结果与分析】

1. 浓度测定

(1)紫外分光光度法:取10 μL制备的DNA样品,加790 μL去离子水,于分光光度计上测定260 nm、280 nm处的吸光度值。样品DNA浓度(μg/mL)$=A_{260}\times 50$(μg/mL)×稀释倍数。A_{260}/A_{280}应在1.8~1.9,如小于该值,则可能混有蛋白杂质。

注:A=1时,相当于50 μg/mL双链DNA、40 μg/mL单链DNA或RNA、20 μg/mL单链寡核苷酸。紫外分光光度计只用于测定浓度大于0.25 μg/mL的核酸溶液。

(2)荧光光度法:EB可嵌入碱基平面,而发出荧光,且荧光强度与核酸含量成正比。取5 μL制备的DNA样品,于含有一定浓度的EB琼脂糖凝胶中电泳,与DNA分子量标准参照物比较,用凝胶成像系统分析计算DNA含量及DNA片段的分子量,适用于低浓度核酸溶液的定量分析(1~5 ng)。

2. 纯度鉴定

紫外分光光度法:分别在260 nm和280 nm处测定DNA溶液的光吸收值,A_{260}与A_{280}之比应在1.80。若$A_{260}/A_{280}<1.6$,提示制备物中留有蛋白质成分或酚类物质;若$A_{260}/A_{280}>2.0$,提示有RNA的残留。纯RNA的A_{260}与A_{280}之比应在2.0(A_{260}/A_{280}值是纯度检测的重要指标)。

3. 完整性鉴定

凝胶电泳法:基因组DNA电泳在电场中泳动速度较慢,如果发生降解,可出现电泳图谱的脱尾现象;总RNA电泳,观测各条带的含量,提示是否存在RNA降解;如加样槽中存在条带,可能存在DNA污染。

4. 核酸的贮存

(1)短期贮存:应将核酸于4 ℃或-20 ℃存放在TE(Tris-EDTA)缓冲液中。TE缓冲液的pH值与DNA贮存有关,pH值为8.0时,可减少DNA脱氨反应;pH值低于7.0时,DNA容易发生变性。

(2)长期贮存:核酸于-70 ℃可在TE缓冲液中保存数年;在DNA溶液中加1滴氯仿,可有效防止细菌和核酸的污染。

【思考与练习】

(1)为什么苯酚要重蒸饱和后才能用于DNA的分离?

(2)基因组DNA获得率较低或无基因组DNA的原因是什么?

(3)提取的基因组DNA生物活性差的原因是什么?

(4)提取基因组DNA为何有时需加入蔗糖?

实验二　RNA的提取及检测

【目的与要求】

(1)掌握从动物组织、培养细胞中提取RNA的方法。

(2)了解常用RNA提取方法的原理。

【实验原理】

异硫氰酸胍是一类有效解偶剂,当细胞被它溶解后,蛋白质二级结构消失,细胞结构降解,核蛋白迅速与核酸解离。在4 mol/L异硫氰酸胍和β-巯基乙醇存在的情况下,RNA酶失活,可提取完整的总RNA。

Trizol内含异硫氰酸胍,能迅速破碎细胞,同时使核蛋白复合体中的蛋白变性并释放出核酸。由于释放出的DNA和RNA在特定pH值的溶液中溶解度不同,且分别位于中间相和水相,从而使DNA和RNA得以分离。取出水相后,通过有机溶剂(氯仿)抽提及异丙醇沉淀,可得到纯净RNA。

焦碳酸二乙酯(DEPC)是RNA酶的化学修饰剂,能与RNA酶的活性基团组氨酸的咪唑环反应,从而抑制酶活性。然而,DEPC是一种潜在的致癌物,能生成乙酯基衍生物和乙酯类衍生物,其中尿烷是一种已知的致癌物。DEPC有刺激性,对眼睛和气道黏膜有强烈刺激,操作时应尽量在通风的条件下进行;因其吸入时的毒性比较大,故使用时应戴口罩;若不小心沾到手上,应立即进行冲洗。因DEPC是一种酯类,较难溶于水,故可通过加热搅拌的方式来使其溶解。

【实验用品】

1. 实验材料

新鲜组织、培养细胞。

2. 实验器材

匀浆器、液氮、离心管(15 mL、10 mL、5 mL)、低温高速离心机、普通离心机、紫外分光光度计、紫外透射仪、5 mL移液管、1000 μL微量移液器等。

3. 实验试剂

预冷的PBS缓冲液(pH值为7.2)、变性液、预冷的无水乙醇、预冷的70%乙醇、2 mol/L乙酸钠(pH值为4.0)、0.25%胰蛋白酶(培养细胞用)、DEPC水、冰等。

【实验试剂的配制】

(1)变性液:取异硫氰酸胍 47.3g、十二烷基肌氨酸钠 0.5 g、2.5 mL 1 mol/L 柠檬酸钠(pH 值为 7.0)、0.7 mL β-巯基乙醇,加入经 DEPC 处理的双蒸水,定容至 100 mL,加热至 65 ℃并搅拌助溶。

(2)DEPC 水:将 0.2 mL 焦碳酸二乙酯加入待处理的 100 mL 水中,猛烈振摇,使 DEPC 均匀混入水中,于 37 ℃过夜,于 121 ℃高压灭菌 15～20 分钟。

(3)乙酸钠溶液(2 mol/L,pH 值为 4.0):取乙酸钠 54.4g,加入经 DEPC 处理的水 20 mL,用冰醋酸调节 pH 值至 4.0,再加入经 DEPC 处理的水至 200 mL,于 121 ℃高压灭菌 15～20 分钟。

(4)氯仿-异戊醇混合液(49∶1):取氯仿 49 mL、异戊醇 1 mL,混合,于 4 ℃保存备用。

(5)70%乙醇的配制:取无水乙醇 70 mL,加入经 DEPC 处理的水,定容至 100 mL,混合后,于－20 ℃保存备用。

【实验内容与方法】

1. 组织块中 RNA 的提取

(1)组织匀浆:取 1.5 g 活体组织,置于冰上,用眼科剪将其剪成 1 mm^3 的小块,加 5 mL预冷的变性液,迅速匀浆 15～30 秒。

(2)将组织匀浆转移入 15 mL 离心管中,加入 1 mL 20 mol/L 乙酸钠(pH 值为 4.0),翻转混合。

(3)核酸抽提:向离心管中加 1 mL 氯仿异戊醇混合液(氯仿∶异戊醇＝49∶1),翻转混合,猛烈振摇 10 秒,冰浴 15 分钟。

(4)离心:于 4 ℃下,以 10000 r/min 离心 20 分钟。

(5)乙醇沉淀:将上层水相移入新的 15 mL 离心管中,加 2 倍体积的冷无水乙醇,于－20 ℃保持 1 小时以上。

(6)离心:于 4 ℃下,以 10000 r/min 离心 20 分钟。

(7)变性:弃去上清液,加 2 mL 变性液,重悬沉淀。

(8)乙醇沉淀:将上液转入新离心管,加 2 倍体积的冷乙醇,于－20 ℃沉淀 1 小时以上。

(9)离心:于 4 ℃下,以 10000 r/min 离心 20 分钟。

(10)洗涤:将所得的沉淀用 70%乙醇洗 1 次。

(11)干燥,溶解 RNA:在空气中干燥,将沉淀溶解在 100 μL 经 DEPC 处理的水中,于－70 ℃保存。

2. 培养细胞中 RNA 的提取

(1)收集细胞:收集 10^7 个以上的细胞(贴壁培养的细胞先用 0.25%胰蛋白酶消化,再用 PBS 缓冲液重悬细胞，并将之转移至 10 mL 离心管中，悬浮培养细胞可直接转移至离心管）。

(2)离心：于 4 ℃下，以 2000 r/min 离心 5 分钟，用 PBS 缓冲液洗涤细胞 2 次。

(3)加 2 mL 预冷的变性液，充分摇动，使细胞裂解完全。

(4)加 0.2 mL 2 mol/L 乙酸钠(pH 值为 4.0)，翻转混合，再将其转移至 5 mL 离心管中。

(5)核酸抽提：加 0.5 mL 氯仿异戊醇混合液(氯仿：异戊醇＝49：1)，翻转混匀，猛烈振摇 10 秒，冰浴 15 分钟。

剩余步骤同“组织块中 RNA 的提取”(4)～(11)。

【注意事项】

(1)在提取总 RNA 时，要严格注意防止 RNA 酶的混入，一般实验室的玻璃器皿、唾液和汗液都可能成为 RNA 酶的污染源，故在操作时始终应佩戴一次性手套。玻璃器皿应保持 250 ℃烘烤 4 小时以上或保持 180 ℃烘烤 9 小时以上，其他器皿(如电泳仪)应用 3% H_2O_2 浸泡 2 小时以上，再用 0.2%经 DEPC 处理的高压灭菌的蒸馏水冲洗 3 次以上，烘干待用。在开始时，即应将内源性的 RNA 酶活性减到最低，在操作过程中应防止外源性 RNA 酶的带入。

(2)总 RNA 在液相，DNA 及蛋白质在液相与异硫氰酸胍相之间。

(3)DEPC 与水反应后会产生大量的气体，可用塑料膜将瓶口扎紧，剧烈混匀后，通过观察塑料膜是否胀气来判断反应是否充分。当配制经 DEPC 处理的水时，应当使用棕色瓶。

(4)使用 DEPC 水处理实验相关器材：用镊子夹住离心管，然后浸入 DEPC 水中，使离心管中充满液体，然后再倒出，反复 2 次，最后一次浸入 DEPC 水中时无须倒出。枪头用最大量程的枪吸打 DEPC 水 2 次，最后一次吸入后不再打出，直接把枪头推至 DEPC 水中。RNase 的又一污染源是移液器，可根据移液器制造商的要求，对移液器进行处理，一般情况下，采用 DEPC 配制的 70%乙醇擦洗移液器的内部和外部，基本可以达到要求。

(5)从组织中提取 RNA 时，可提前将离心管放入液氮中冻一会儿，且一定要将材料研磨充分。

(6)氯仿、异丙醇、乙醇都应使用未开封的，75%的乙醇用移液枪配制，勿使用量筒等中间器皿。

【实验结果与分析】

(1)紫外分光光度法：取 4 μL 制备的 RNA 样品，加 396 μL 去离子水(1/100 稀释)，于分光光度计上测定 260 nm、280 nm、320 nm 处的吸光度值。样品 RNA 浓度(μg/mL)＝A_{260}×40(μg/mL)×稀释倍数。A_{260}/A_{280} 值应在 1.9～2.0，如小于该值，则可能混有蛋白杂质；若比值太高，则提示 RNA 发生降解。A_{260}/A_{320} 值应≥2.0，若比值较低，说明盐分过高。

(2)荧光光度法:EB可嵌入到碱基平面,发出荧光,且荧光强度与核酸含量成正比。取5 μL制备的RNA样品,于含有一定浓度的EB琼脂糖凝胶中电泳,用紫外透射仪分析RNA的含量。

【思考与练习】

(1)琼脂糖凝胶电泳中,RNA条带不亮或缺失的原因是什么?

(2)琼脂糖凝胶电泳中,RNA条带弥散的原因是什么?

(3)琼脂糖凝胶电泳中,RNA出现多条带的原因是什么?

实验三　Southern 印迹技术

【目的与要求】

(1)掌握核酸分子杂交技术的具体操作步骤。

(2)了解核酸分子杂交技术对某一特定核酸片段的定位、定量检测的应用。

【实验原理】

通常具有特异核苷酸顺序的单链 DNA 或 RNA 与同源互补的 DNA 或 RNA 在合适的条件下混合,互补的区域会“退火”或杂交而形成同种或异种双链分子。这种 DNA - DNA 或 DNA - RNA 双链分子具有很强的特异性,可用来对某一特定的核酸片段进行定位、定量检测,确定基因的同源性。这种核酸的互补杂交与核酸的提取、电泳、转移等结合起来,就构成了核酸分子杂交技术。

核酸分子杂交包括固相杂交和液相杂交,其中固相杂交主要包括印迹杂交和原位杂交。印迹杂交是指将待测核酸片段结合到一定的固相支持物上,然后与存在于液相中的标记探针进行杂交的过程。根据待测核酸片段的性质以及转移核酸方法的不同,印迹杂交又分为 Southern 印迹杂交、Northern 印迹杂交、斑点或狭缝杂交和菌落原位印迹杂交。

Southern 印迹杂交是将 DNA 转移到固相支持物上,然后与存在于液相中的标记探针进行杂交的过程。该技术是 1975 年由 Edwin Southern 最早发明而命名的,它是一种研究 DNA 图谱的方法,可检测特定大小 DNA 分子的含量,常用于克隆基因的酶切图谱分析、基因组基因的定性及定量分析、基因突变分析及限制性长度多态性分析等。

将待检测的 DNA 分子用或不用限制性核酸内切酶消化,经琼脂糖凝胶电泳进行分离,然后使凝胶上的 DNA 变性,并在原位将单链 DNA 片段转移至硝酸纤维素膜或尼龙膜等固相支持物上。通过用放射性同位素或其他标记物标记的特异 DNA 或 RNA 探针,与单链 DNA 片段进行杂交反应,检测靶 DNA 片段中是否存在与探针同源的序列。如果待检物中含有与探针互补的序列,则二者通过碱基互补的原理进行结合,经游离探针洗涤后,用自显影或酶反应显色等进行检测,分析杂交信号,确定与探针互补的每条 DNA 带的位置,从而可以明确在众多酶切产物中含某一特定序列的 DNA 片段的位置和大小。

【实验用品】

1. 实验材料

基因组 DNA、已标记好的探针。

2. 实验器材

电泳仪、电泳槽、紫外分光光度计、紫外透射仪、恒温水浴锅、真空烤箱、离心机、制胶模、梳板、玻璃板、托盘、硝酸纤维素滤膜、3 mm 滤纸、洗印纸、保鲜膜、杂交袋、放射自显影盒、X 线胶片、微量移液器(10～20 μL)、枪头(灭菌)、1.5 mL 离心管(灭菌)、1000 μL 微量移液器等。

3. 实验试剂

适当的限制性核酸内切酶及缓冲液、DNA 分子质量标准(1kb 梯度)、琼脂糖、5×TBE 缓冲液、6×加样缓冲液、10 mg/mL EB 缓冲液、变性溶液、中和溶液、20×SSC 缓冲液、6×SSC 缓冲液、2×SSC 缓冲液、0.1×SSC 缓冲液、50×Denhardt's 溶液、预杂交溶液、杂交溶液、0.1% SDS、无水乙醇、TE 缓冲液、灭菌水等。

【实验试剂的配制】

(1)5×TBE(Tris-硼酸-EDTA)电泳缓冲液：用 800 mL 水溶解 54.0g Tris 和 27.5g 硼酸，加入 20 mL 0.5 mol/L EDTA(pH 值为 8.0)，再用水定容至 1 L。

(2)6×SSC(柠檬酸钠)缓冲液：由 0.25%溴酚蓝、0.25%二甲苯青、40%蔗糖溶液混合而成，于 4 ℃保存备用。

(3)变性液：由 1.5 mol/L NaCl、0.5 mol/L NaOH 配制而成。

(4)中和液：由 1.5 mol/L NaCl、1.0 mol/L Tris-HCl(pH 值为 8.0)配制而成。

(5)20×SSC 缓冲液：先用 800 mL 水溶解 175.3 g NaCl 和 88.2 g 柠檬酸钠，再用 14 mol/L HCl 调节 pH 值至 7.0，并用水定容至 1 L，使 NaCl 终浓度为 3 mol/L，或柠檬酸钠终浓度为 0.3 mol/L。

(6)6×SSC 缓冲液、2×SSC 缓冲液和 0.1×SSC 缓冲液：用 20×SSC 缓冲液进行稀释。

(7)50×Denhardt's 溶液：取 1% Ficoll-400、1% PVP(聚乙烯吡咯烷酮)、1% BSA(牛血清白蛋白)，过滤除菌后，于-20 ℃保存备用。

(8)预杂交溶液：由 6×SSC 缓冲液、50×Denhardt's 溶液、0.5% SDS、100 mg/mL 鲑鱼精子 DNA、50%甲酰胺配制而成。

(9)杂交溶液：在预杂交液中加入标记好的探针，即为杂交液。

(10)20% SDS：用 900 mL 水溶解 200 g SDS(加热到 68 ℃，并用磁力搅拌器搅拌，有助于溶解)，再用浓 HCl 调节 pH 值至 7.2，用水定容至 1 L，于室温下保存(使用时按比例稀释)。

(11)EB 缓冲液(10 mg/mL)：在 100 mL 水中加入 1 g EB，用磁力搅拌器搅拌数小时，以确保其完全溶解，然后将溶液转移至棕色瓶中，于室温下保存备用。

(12)TE 缓冲液：由 10 mmol/L Tris-HCl、1 mmol/L EDTA(pH 值为 8.0)配制而成。

【实验内容与方法】

1. 酶切位点、探针设计

(1)酶切位点的设计原则:根据实验目的设计酶切位点,选用酶切效率高的常用限制性内切酶1～2种。

(2)探针设计:设计引物,遵循引物设计原则。片段长度根据酶切后片段大小决定,不宜过长(10～50 bp),否则会影响杂交过程中与膜上样本的结合效率。碱基成分G+C含量为40%～60%;探针分子内无互补序列;避免同一碱基重复出现;一旦选定某一序列后,尚需与已知的各种基因序列进行同源性比较,与非靶区域的同源性不应超过70%,或有连续8个或更多的碱基同源。

2. 探针标记

用引物TF和TR进行PCR扩增制备探针,用胶回收产物,再用标记物进行标记。

(1)常用标记物:包括以下几种。①同位素:灵敏度高,效果好;对酶促反应无任何影响,也不影响碱基配对的特异性和稳定性;易造成放射性污染;半衰期短的同位素应用受到限制,随用随标记,立即使用,不能长时间存放;一般包含[α-* N]-dNTP、^{32}P、^{35}S、^{3}H、^{125}I、^{14}C、^{131}I。②非放射性标记物:具有耐热、对组织细胞无特异亲和性、分子量小的特点,对探针杂交无影响或影响甚小,不影响DNA三维空间构象的形成。③半抗原:目前使用较多的非放射性标记物是生物素和地高辛,它们都是半抗原,可以利用这些半抗原的抗体进行免疫检测。④配体:生物素还是一种抗生物素蛋白(卵白素)和链霉菌类抗生物素蛋白的配体,可以利用亲和法进行检测。⑤荧光素:如异硫氰酸荧光素(FITC)、罗丹明类等,可以被紫外线激发出荧光,从而进行观察,主要适用于细胞原位杂交。⑥化学发光:一些标记物可与另一物质反应而产生化学发光现象,可以像放射性核素一样直接对X线胶片进行曝光,这类标记物可能是今后研究的主流。⑦光密度或电子密度标记物:如金、银等,适用于细胞原位杂交,可在普通光学显微镜下或电镜下进行观察。

(2)探针标记方法:①随机引物法。②缺口平移法(DNase Ⅰ和DNA聚合酶Ⅰ)。③末端标记法,碱性磷酸酶-T4多核苷酸激酶[γ-^{32}P]-ATP标记DNA/RNA-5′。④末端转移酶法。⑤T4 DNA聚合酶/Klenow片段(黏性末端补平)法。

(3)具体标记步骤:将扩增得到的探针片段进行煮沸处理,冰浴5分钟,加入地高辛(DIG),于37 ℃孵育过夜(T4多核苷酸激酶为人工合成的短寡核苷酸)。

3. 基因组DNA的酶切

(1)按下列方法准备一个50 μL的反应体系:取基因组DNA 20 μg、限制性核酸内切酶缓冲液适量、灭菌水适量,置于4 ℃中数小时,其间温和地搅动DNA溶液数次,加入限制性内切酶(5 U/μg,以DNA计),补足50 μL。

(2)于4 ℃温和地搅动溶液2～3分钟,再升温至酶切反应需要的温度,孵育8～12小时。

(3)消化结束后,用乙醇沉淀法浓缩DNA片段,将DNA溶于10 μL TE缓冲液中,测定其 OD 值。

4. 琼脂糖凝胶电泳

(1)用 0.5×TBE 缓冲液配制 0.7%的琼脂糖凝胶,加热,使琼脂糖彻底溶化,待冷却至 50 ℃时,在凝胶中加入 EB 缓冲液至终浓度为 0.5 μg/mL。

(2)将溶化的凝胶倒入制胶模中,将梳板置于一端,底部与制胶模之间留下 0.5~1.0 mm间隔,使凝胶厚度为 3~5 mm。

(3)待凝胶凝固后,将制胶模放入电泳槽中,并向其中加入 0.5×TBE 电泳缓冲液,使液面高出凝胶表面 1~2 mm,小心拔出梳板。

(4)将 DNA 消化产物(每个加样孔不少于 10 μg)与其 1/5 体积的 6×加样缓冲液混合后,用移液器将其加到样品孔中,选择 1 kb 梯度的 DNA 分子质量标准,将 5 μL Marker加在凝胶的最外侧样品孔中。

(5)接通电源,使样品孔处于电泳槽的阴极一端,开启电源开关,调整电场强度为 1 V/cm,在琼脂糖凝胶中电泳 12~24 小时。

(6)将凝胶放在紫外线灯下,观察 DNA 电泳条带,照相并记录。

5. DNA 的转膜与固定

(1)将凝胶在加样孔一侧切去一角,做粘胶方位标记,再放进盛有变性缓冲液的盘中,变性处理 2 次,每次 15 分钟,轻轻摇动。

(2)将凝胶转移到中和缓冲液中,中和 30 分钟,轻轻摇动。

(3)剪 1 张硝酸纤维素膜,2~4 张 3 mm 滤纸和一些吸印纸(可用卫生纸代替),都与胶的大小相同(硝酸纤维素膜和吸印纸不能大于胶的面积,否则易形成旁路)。将硝酸纤维素膜剪下一角做相应的方位记号,然后先用无菌水完全浸湿,再用 20×SSC 缓冲液浸泡(接触胶和硝酸纤维素膜时都要佩戴棉布手套操作)。

(4)在转移盘中放一块比胶大的平板,上面铺一张 3 mm 滤纸,滤纸两边浸泡在 20×SSC 缓冲液中,去除滤纸与平板之间的气泡。

(5)将凝胶放置在滤纸上,使其电泳时向上的一面朝下,去除两层之间出现的气泡;然后将浸湿的硝酸纤维素膜一次准确地铺在胶上,对齐。铺膜时,应从一边逐渐放下,防止产生气泡(有气泡时可用吸管赶出),不能让膜与胶下的滤纸直接接触;再用 2 张浸泡过 2×SSC 缓冲液的 3 mm 滤纸覆盖在硝酸纤维素膜上,同样要把气泡赶走。

(6)把一叠干的吸印纸放置在 3 mm 滤纸上,在吸印纸上再放一块玻璃板,加压约 500 g 重物。

(7)转移:上述步骤完毕,开始进行 DNA 转移。通过滤纸的吸附作用,平盘中的缓冲液就会通过胶上移,从而将 DNA 吸印到膜上。根据 DNA 的复杂程度,转移 2~24 小时(简单的印迹转移需 2~3 小时);对于基因组大片段 DNA,一般需要较长时间的转移。其间如果吸印纸过于潮湿,应更换新的干燥的吸印纸。

(8)固定转移后,取出硝酸纤维素膜,浸泡在 2×SSC 缓冲液中 5 分钟,以去除琼脂糖凝胶碎块;于空气干燥膜片,然后在真空烤箱内加热到 80 ℃烘烤 2 小时。烘烤过的膜可在室温下干燥保存，待杂交。

6. 预杂交封闭

(1)原理：此步骤是进行非特异性杂交反应，即在杂交前将非特异性位点进行封闭，以减少对探针的非特异性吸附作用。常用的封闭物为变性非特异 DNA(如鲑鱼精子 DNA、小牛胸腺 DNA)、高分子化合物(如脱脂奶粉)。

(2)操作步骤：将转移 DNA 的硝酸纤维素膜放入杂交袋内，加入预杂交液(约 200 μL/cm^2)，前后挤压杂交袋，使硝酸纤维素膜浸透。排出袋中的气泡，然后将杂交袋密封，处于 42 ℃水浴中 2～4 小时，弃去预杂交液。

7. 杂交

将杂交袋中加入杂交液(在预杂交液中加入标记好的探针，即为杂交液)，重新将其密封，然后置于 42 ℃恒温水浴锅中杂交 16～24 小时。

8. 漂洗

(1)弃去杂交液，取出硝酸纤维素膜，在室温下用 2×SSC 缓冲液漂洗 2 次，每次 15 分钟。

(2)在室温下，用 0.1×SSC 缓冲液/0.1% SDS 缓冲液漂洗 2 次，每次 15 分钟。

(3)于 55 ℃，用 0.1×SSC 缓冲液/0.1% SDS 缓冲液漂洗 2 次，每次 30 分钟。

9. 杂交结果的检测

(1)放射自显影：利用放射性核素发射的射线，使感光材料中的卤化银等感光，显出影像后进行放射性标记物的定位和定量测量的技术，称为放射自显影。清洗后的硝酸纤维素膜经空气干燥，用保鲜膜包好，然后在暗室中于胶片盒内膜两侧各压上一张 X 线胶片，于−70 ℃放置自显影，时间视杂交强度而定，一般为 1～10 天不等，通常曝光 1～2 天后可见 DNA 谱带。

(2)非放射性核素探针的检测：除酶直接标记的探针外，其他非放射性标记物并不能被直接检测，而需经两步反应将非放射性标记物与检测系统偶联。第一步称为偶联反应，大多数非放射性标记物是半抗原，可以通过抗原-抗体免疫反应系统与显色体系偶联。第二步称为显色反应，通过连接在抗体或抗生物素蛋白上的显色物质(如酶、荧光素等)进行杂交信号的检测。

常用的检测物质与方法有以下几类。①酶法检测：这是最常用的检测方法，通过酶促反应，使其底物形成有色反应产物。最常用的酶是碱性磷酸酶和辣根过氧化物酶。②荧光检测法：主要用于非放射性探针的原位杂交检测。③化学发光法：化学发光是指在化学反应过程中伴随的发光反应。④电子密度标记：利用重金属的高电子密度，在电子显微镜下进行检测，主要适用于细胞原位杂交检测。

【注意事项】

(1)探针设计和标记：引物的特异性要高，产物片段长度适宜，标记后需纯化。

(2)样本问题：获得样本时，需要保证 DNA 的完整性，防止降解，用量大约为 6 μg。

(3)酶切与电泳:酶切体系和时间要合适,防止酶切不完全或酶切过度;电泳时,需要进行低压长时间电泳。

(4)电泳结束后,应该确定酶切是否完全、电泳分离效果是否良好、DNA 样品有无降解、DNA 带型是否清晰、有无拖尾现象和边缘是否模糊等,以及是否有因电场强度不均匀导致的 DNA 样品间的泳动速度不一致、各泳道中的 DNA 样品量是否一致等。

(5)DNA 片段的大小决定了其转移的速度,大于 15 kb 的 DNA 片段转移时间长且转移不完全,因此对于大片段 DNA 的转移可先用 0.2 mol/L HCl 处理 15 分钟,脱嘌呤,但处理时间需严格掌握,过长会使 DNA 降解为小片段,影响转移及杂交。

(6)操作凝胶及硝酸纤维素膜时,要戴上棉布手套,以防止污物和油脂污染,导致转移失败。

(7)不能使硝酸纤维素膜上的滤纸接触到凝胶下的滤纸,否则可形成短路流动,使转移不均,可用保鲜膜将凝胶边缘封固。

(8)印迹所用的杂交膜必须用洁净的平头镊接触,切不可用手指接触,否则将影响杂交结果的背景;不要擦伤杂交膜的表面,否则可能会引起较高的背景;搭建转移平台时,一旦膜与凝胶接触后,就不要轻易移动,以免凝胶中的 DNA 分子转移到膜上的不同位置。

(9)杂交体系的体积越小,效果越好,因为当溶液体积较小时,核酸重结合的动力学较快,因而探针需用量亦减少。同时,杂交袋内不要留有气泡,否则预杂交及杂交都不均匀。此外,在杂交过程中,应保证杂交膜始终覆盖有一层杂交液,如果多张滤膜同时杂交,建议不断摇动,以防止滤膜相互黏附。为尽可能减少背景造成的种种问题,最好用少量的 DNA 和尽可能短的时间进行杂交。

(10)孵育前,检查杂交袋是否密闭,勿使袋内液体流出及水浴箱内液体流入。

(11)漂洗强度可根据所杂交的分子大小、同源区段的大小来确定,可适当调节漂洗液强度(改变离子强度)、漂洗温度和漂洗时间,同时亦可用放射性测定仪检测漂洗情况。

(12)在杂交及放射自显影过程中应戴上手套防护。杂交同位素的膜片应用保鲜膜包裹好,以免污染其他器皿。

(13)如果硝酸纤维素膜在杂交后的保存过程中出现干燥,探针将与膜不可逆性结合,不能再洗脱下来。因此,在漂洗、放射自显影和保存过程中均应保持其湿润,并密闭在杂交袋中。

(14)将凝胶中和至中性时,要检测 pH 值,防止凝胶的碱性破坏硝酸纤维素膜。

(15)显色:膜与显色液反应时应严格避光,并随时注意条带情况。

【实验结果与分析】

(1)电泳结束后,应在紫外线下仔细观察 DNA 酶切是否完全、电泳分离效果是否良好、DNA 样品有无降解、DNA 带型是否清晰、有无拖尾及边缘是否模糊等现象,确认一切正常后,再做转移及杂交。

(2)放射自显影后，观察X线片上曝光显示条带的分子量大小及亮度。

(3)如果没有杂交信号或者信号太弱，可能由下述几种情况之一引起：①探针标记效率低或者加入的探针浓度太低；②电泳中加入的DNA量太低或者发生了降解；③探针的检测系统出现了问题。

(4)杂交膜上出现斑点，可能的原因是封闭液中封闭剂浓度过低或封闭缓冲液配制时间过长，不能封闭杂交膜上的非特异性位点。此外，使用非放射性标记的探针进行杂交时，有很多原因可引起斑点，如检测抗体与杂交膜的非特异性结合、在胶片曝光时使用了不洁净托盘、外源性碱性磷酸酶或其他污染物引起底物AMPPD(1,2-二氧环乙烷衍生物)自动降解等。

(5)泳道背景高：印迹的其余部分都相当清楚，只是泳道的背景较高，这种情况是由探针的非特异性所致的，建议采用更为严格的洗膜条件(如65～68 ℃和0.1×SSC缓冲液)。

【思考与练习】

Southern杂交过程中有哪些因素会造成核酸转移效率下降？

实验四　Northern 印迹技术

【目的与要求】

(1)掌握 Northern 印迹技术的实验原理与操作技术。

(2)了解 Northern 印迹技术在检测外源基因在宿主中转录水平的应用。

【实验原理】

Northern 印迹杂交是 1977 年由 Stark GR 建立的,是分析 RNA 的一种方法,因与 Southern 印迹杂交对应而得名。该技术可定量分析某一种特异基因转录的强度,根据其迁移的位置,也可以判断基因转录产物的大小。该技术常用于基因表达调控、基因结构与功能、遗传变异及病理研究。

通过凝胶电泳,使完全变性的 RNA 按大小分离,然后利用印迹技术将 RNA 分子转移到尼龙膜等固相支持物上,通过放射性同位素标记特异的 DNA 或 RNA 探针,与具有特异碱基序列的单链 RNA 进行杂交,去除非特异性杂交信号后经放射自显影,对杂交信号进行分析,可鉴定其特定 RNA 分子的含量与大小。

【实验用品】

1. 实验材料

待检测的 RNA 样品、标记好的探针。

2. 实验器材

恒温水浴箱、电泳仪、凝胶成像系统、电泳槽、紫外检测仪、UV 交联仪、真空烤箱、电炉(或微波炉)、离心机、漩涡振荡器、制胶模、梳板、玻璃板、托盘、硝酸纤维素滤膜、3 mm 滤纸、吸印纸、保鲜膜、杂交袋、放射自显影盒、X 线片、微量移液器(20 μL)、枪头(无菌)、1.5 mL Eppendorf 管(灭菌)、棉布手套、重物(约 0.5 kg)、三角锥形瓶、量筒、镊子、刀片等。

3. 实验试剂

琼脂糖、37%甲醛、5×甲醛电泳缓冲液、EB 溶液、甲醛凝胶加样缓冲液、RNA 分子质量标准、0.1% DEPC(焦碳酸二乙酯)、20×SSC 缓冲液、6×SSC 缓冲液、0.1×SSC 缓冲液、50×Denhardt's 溶液、预杂交溶液、0.1% SDS、STE 缓冲液、Northern Max Kit、X 光底片、底片暗盒、Random Primer、dNTP Mixture、111 TBq/mmol [α-^{32}P]dCTP,Exo-Free Klenow Fragment 和 10×Buffer、Seadex G-50、SDS、双氧水、RNA 酶去污液(RNaseZap)灭菌水等。

【实验试剂的配制】

(1)5×甲醛电泳缓冲液:先用 700 mL 经 DEPC 处理的无菌水溶解 20.9 g MOPS [3-N-(吗啉)代]丙硫酸,再用 2 mol/L NaOH 调节溶液的 pH 值至 7.0;加入 10 mL 经 DEPC 处理的 1 mol/L CH_3COONa 溶液和 10 mL 经 DEPC 处理的 0.5 mol/L EDTA (pH 值为 8.0),用 0.1% DEPC 处理的无菌水定容至 1 L,过滤除菌,于室温下避光保存。终浓度为:0.1 mol/L MOPS(pH 值为 7.0),10 mmol/L CH_3COONa,5 mmol/L EDTA (pH 值为 8.0)。

(2)EB 溶液:由 0.5 μg/mL EB、0.1 mol/L 乙酸铵配制而成。

(3)甲醛凝胶加样缓冲液:取 0.25%溴酚蓝、0.25%二甲苯青、50%甘油、1 mmol/L EDTA(pH 8.0),用 0.1% DEPC 于 37 ℃处理,过夜,121 ℃高压灭菌 15～20 分钟,常温保存。

(4)37%甲醛:浓度为 12.3 mol/L,pH 值大于 4.0。

(5)20×SSC:先用 800 mL 水溶解 175.3 g NaCl、88.2 g 柠檬酸钠,再用 14 mol/L HCl 调节 pH 值至 7.0,并用水定容至 1 L。终浓度为:3 mol/L NaCl,0.3 mol/L 柠檬酸钠。

(6)6×SSC 缓冲液、2×SSC 缓冲液和 0.1×SSC 缓冲液:用 20×SSC 缓冲液稀释而成。

(7)50×Denhardt's 溶液:取 1% Ficoll-400、1% PVP(聚乙烯吡咯烷酮)、1% BSA (牛血清白蛋白),过滤除菌后,于-20 ℃贮存。

(8)预杂交溶液:由 6×SSC 缓冲液、5×Denhardt's 溶液、0.5% SDS、100 mg/mL 鲑鱼精子 DNA、50%甲酰胺配制而成。

(9)杂交溶液:将预杂交溶液中加入变性探针,即为杂交溶液。

(10)20% SDS:先用 900 mL 水溶解 200 g SDS(加热到 68 ℃,并用磁力搅拌器搅拌,有助于溶解),再用浓 HCl 调节 pH 值至 7.2,用水定容至 1 L,于室温下保存,使用时按比例进行稀释。

(11)STE 缓冲液(pH 值为 8.0):由 10 mmol/L Tris-HCl(pH 值为 8.0)、100 mmol/L NaCl、1 mmol/L EDTA(pH 值为 8.0)配制而成。

【实验内容与方法】

1. 用具的准备

(1)器皿:取三角锥形瓶、量筒、镊子、刀片等,于 180 ℃烤 4 小时。

(2)电泳槽:清洗梳子和电泳槽,并用双氧水浸泡,过夜,用 DEPC 水冲洗,干燥备用。

(3)处理 DEPC 水(2 L),备用。

(4)用 RNaseZap 擦洗梳子、刀片等,去除其表面的 RNase 酶污染,然后用 DEPC 水冲洗 2 次,去除 RNaseZap。

(5)将电泳槽用去污剂洗干净,用蒸馏水冲洗,并用无水乙醇漂洗、干燥,再用3% H_2O_2 处理10分钟,最后用经DEPC处理过的三蒸水彻底冲洗,以去除电泳槽内的RNA酶。

2. 制备甲醛变性琼脂糖凝胶

(1)称取1.5 g琼脂糖,将其置于三角锥形瓶中,加入62 mL DEPC水,用微波炉加热至琼脂糖完全熔解,冷却至60 ℃,加入20 mL 5×甲醛电泳缓冲液和18 mL甲醛,使终浓度分别为1×及2.2 mol/L。

(2)在化学通风橱内,将经融化的凝胶倒入制胶模中,将梳板置于一端,使底部与制胶模之间留下0.5~1 mm间隔,保持凝胶厚度在3~5 mm;插入梳子,假如凝胶溶液上产生气泡,可用热的玻璃棒或其他方法去除,或将气泡推到凝胶的边缘。

(3)待凝胶在室温下凝固后,将制胶模放入电泳槽内,并向其中加入1×甲醛电泳缓冲液,使液面高出凝胶表面1~2 mm,小心拔出梳板,并检查点样孔。

3. RNA样品的制备

(1)在1.5 mL Eppendorf管内混合下列试剂:制备样品RNA 2 μL(20 μg),5×甲醛电泳缓冲液4 μL,37%甲醛4 μL,甲酰胺10 μL(总体积为20 μL)。

(2)将上述样品混匀,于65 ℃孵育15分钟,迅速冰浴冷却,离心5秒,使管内所有液体集中在管底,加2 μL甲醛凝胶加样缓冲液混合,待用。

4. 加样、电泳及染色

(1)加样前,将制备好的凝胶先预电泳5分钟,随后将样品加至凝胶生物加样孔中,并在凝胶最外侧加样孔中加入RNA分子质量标准。

(2)接通电源线,使样品孔处于电泳槽的阴极端,开启电源开关,调整电场强度为3~4 V/cm,每1~2小时将正负极电泳槽内液体混合1次。

(3)电泳结束后,切下RNA分子质量标准所在的凝胶条带,将其浸入EB溶液中染色30~45分钟,在紫外线灯下观察RNA电泳条带的迁移距离,拍照并记录。

5. 转膜

Northern印迹技术的转膜基本与Southern印迹技术相同。

(1)切除无用的凝胶部分,在加样孔一侧切去一角,做凝胶方位标记。

(2)将凝胶用经DEPC处理的水漂洗数次,以去除所含的甲醛。

(3)裁剪1张硝酸纤维素膜、2~4张3 mm滤纸和一些吸印纸(可用卫生纸代替),都与凝胶的大小相同(硝酸纤维素膜和吸印纸不能大于凝胶,否则易形成旁路);将硝酸纤维素膜剪下一角,作为相应的方位标记,然后先用无菌水完全浸透,再用20×SSC缓冲液浸泡。需要注意的是,接触凝胶和硝酸纤维素膜时,都要戴橡胶手套进行操作。

(4)在转移盘中放一块比较大的平板,上面铺一张3 mm滤纸,将滤纸两边浸泡在20×SSC缓冲液中,去除滤纸与平板之间的气泡。

(5)将凝胶放置在滤纸上,使其电泳时向上的一面朝下,去除两层之间出现的气泡,然后将浸湿的硝酸纤维素膜一次准确地铺在凝胶上,对齐。铺膜时,从一边逐渐放下,防止产生气泡,有气泡时,可用吸管去除,不能让膜与胶下的滤纸直接接触,再用2张浸过

2×SSC缓冲液的3 mm滤纸覆盖在硝酸纤维素膜上，同样要将气泡去除。

(6)把一叠干的吸印纸放置在3 mm滤纸上，在吸印纸上再放一块玻璃板，加压重物(约500 g)。

(7)转移：上述步骤完毕后，开始进行RNA转移。通过滤纸的吸附作用，平盘中的缓冲液就会通过凝胶上移，从而使RNA吸印到膜上，需持续6～18小时，其间如果吸印纸过于潮湿，应更换新的干燥吸印纸。

(8)固定转移后，去除硝酸纤维素膜，将其浸泡在6×SSC缓冲液中5分钟，以去除琼脂糖凝胶碎块；于空气中干燥膜片，然后在真空烤箱内(80 ℃)烘烤2小时。烘烤后的膜可在室温下干燥保存，待杂交。

6. 探针的制备

(1)在1.5 mL离心管中配制以下反应液：模板DNA(25 ng)1 μL，Random Primer 2 μL，无菌水11 μL(总体积为14 μL)。

(2)将探针于95 ℃加热3分钟后，迅速冷却5分钟。

(3)在离心管中按下列顺序加入溶液：10×Buffer 2.5 μL，dNTP Mixture 2.5 μL，111 TBq/mmol[α-32P]dCTP 5 μL，Exo-Free Klenow Fragment 1 μL。

(4)将溶液混匀后(25 μL)，于37 ℃反应30分钟，短暂离心，收集溶液到管底。

(5)将探针于65 ℃加热5分钟，使酶失活。

7. 探针的纯化及比活测定

(1)准备凝胶：将1 g凝胶加入30 mL的DEPC水中，浸泡，过夜；用DEPC水洗涤膨胀的凝胶数次，以除去可溶解的葡聚糖；换用新配制的TE(pH值为7.6)。

(2)取1 mL一次性注射器，去除内芯推杆，将注射器底部用硅化的玻璃纤维塞住，在注射器中装填Sephadex G-50凝胶。

(3)将注射器放在1支15 mL离心管口上，以3000 r/min离心4分钟，将凝胶压紧后，补加Sephadex G-50凝胶悬液，重复此步骤，直至凝胶柱高度达到注射器0.9 mL刻度处。

(4)用100 μL STE缓冲液洗柱，以3000 r/min离心4分钟，重复3次。

(5)倒掉离心管中的溶液后，将一去盖的1.5 mL离心管置于管中，再将装填了Sephadex G-50凝胶的注射器插入离心管中，使注射器口对准1.5 mL离心管。

(6)将标记的DNA样品加入25 μL STE缓冲液，取出0.5 mL，点样于DE8-paper上，其余部门上样于层析柱上。

(7)以3000 r/min离心4分钟，DNA将流出并被收集在去盖的离心管中，而未掺入DNA的dNTP则留在层析柱中；取0.5 μL已纯化的探针，点样于DE8-paper。

(8)测比活性(试剂比活要求：10^6 cpm/mL)。

8. 预杂交及探针变性

(1)将转移RNA的硝酸纤维素膜放入塑料袋内，加入预杂交液(约200 μL /cm^2)，前后挤压塑料袋，使硝酸纤维素膜湿透，排去袋中的气泡，然后将塑料袋密封。

(2)加入适当的 ULRAhyb 到杂交管中(以 100 cm^2膜面积加入 10 mL ULRAhyb 杂交液),于 42 ℃预杂交 2～4 小时。

(3)探针变性:用 10 mm EDTA 将探针稀释 1/10,于 90 ℃热处理稀释探针 10 分钟后,立即将探针放置于冰上 5 分钟,短暂离心,将溶液收集到管底。

9. 杂交

(1)向塑料袋中加入杂交液(预杂交液加上标记好的探针),重新将其密封。

(2)加入 0.5 mL ULTRAhyb 到变性的探针中,混匀后,将探针加到预杂交液中,然后置于 42 ℃水浴中杂交 16～24 小时。

(3)杂交完成后,将杂交液收集起来,于－20 ℃保存。

10. 洗膜

(1)弃去杂交液,取出硝酸纤维素膜,在室温下,用 2×SSC 缓冲液/0.1% SDS 溶液置于 42 ℃水浴中杂交 16～24 小时。

(2)室温下,用 0.1×SSC 缓冲液/0.1% SDS 溶液漂洗 2 次,每次 15 分钟。

(3)于 55 ℃,用 0.1×SSC 缓冲液/0.1% SDS 溶液漂洗 2 次,每次 30 分钟。

11. 放射自显影

将漂洗后的硝酸纤维素膜经空气干燥,用保鲜膜包好,然后在暗室中,于胶片盒内,在膜两侧各压上 1 张 X 线片,于－70 ℃放射自显影,时间视杂交强度而定,一般为 1～10 天不等,通常曝光 1～2 天后,可见 RNA 谱带。

12. 去除膜上的探针

将 200 mL 0.1% SDS(由 DEPC 水配制)煮沸后,将膜放入,于室温下让 SDS 冷却到室温,取出膜,去除多余的液体,干燥后,可以保存几个月。

【注意事项】

(1)由于 RNA 易被 RNA 酶降解,因此需要消除外源性 RNA 酶的污染,尽量控制内源性 RNA 酶的活力。实验所用试剂的配制,均需用 DEPC 处理(DEPC 终浓度为 1%);玻璃器皿使用前,需于 200 ℃干烤 4 小时,塑料器材在 37 ℃条件下,用含 0.1% DEPC 的水浸泡过夜,然后进行高压灭菌,确保 RNA 酶的降解,并去除器皿上痕量的 DEPC。实验过程中,实验人员必须戴一次性手套及口罩,实验环境应清洁、干净,并创造一个无 RNA 酶的环境。

(2)Northern 印迹杂交的 RNA 吸印与 Southern 印迹杂交的 DNA 吸印方法类似,只是在进样前用甲基氢氧化银、乙二醛或甲醛使 RNA 变性,而不用 NaOH,因为 NaOH 会水解 RNA 的 2′-羟基基团。

(3)在凝胶中不能加 EB,它会影响 RNA 与硝酸纤维素膜的结合。为测定片段的大小,可在同一块凝胶上加分子质量标准一同电泳,之后将分子质量标准所在的条带切下,染色并拍照,样品凝胶则进行 Northern 转印。EB 是一种诱变剂,长期接触皮肤易发生皮肤癌,因此操作时应佩戴聚乙烯手套进行防护。

(4)如果琼脂糖浓度高于 1%，或凝胶厚度大于 0.5 cm，或待分析的 RNA 大于 2.5 kb，需用 0.05 mol/L NaOH 浸泡凝胶 20 分钟，部分水解 RNA 并提高转移效率。浸泡后，用经 DEPC 水淋洗的凝胶，并用 20×SSC 缓冲液浸泡凝胶 45 分钟，然后再转移至硝酸纤维素膜上。

(5)操作凝胶及硝酸纤维素膜时，要戴上棉布手套，以防止异物和油脂污染，导致转移失败。

(6)不能使硝酸纤维素膜上的滤纸接触到凝胶下的滤纸，否则可形成短路流动，使转移不均，可用保鲜膜将凝胶边缘封固。

(7)将硝酸纤维素膜铺在凝胶上时，膜一经与凝胶接触，即不可再移动，因为从接触的一刻起，转移就已经开始了。

(8)RNA 变性后有利于在转印过程中与硝酸纤维素膜结合，其同样可在高盐中进行转印，但在烘烤前与膜结合得并不牢固，所以在转印后应使用低盐缓冲液洗脱，否则 RNA 会被洗脱。

(9)杂交时，不要留过多面积，浪费预杂交液及杂交液；同时，塑料袋内不要留有气泡，否则预杂交及杂交都不均匀。

(10)孵育前，检查塑料袋是否密闭，勿使袋内液体流出以及水浴箱内液体流入。

(11)漂洗强度可根据所杂交的分子大小以及可用放射性测定仪检测漂洗情况。

(12)在杂交及放射自显影过程中，应戴上手套进行防护。杂交了同位素的膜片，应当用保鲜膜包裹好，不要污染其他器皿。

(13)如果硝酸纤维素膜在杂交后的保存过程中发生干燥，则探针将与膜不可逆性结合，不能再洗脱下来。因此，在漂洗、放射自显影和保存过程中，均应保持器皿湿润，并密封在塑料袋中。

【实验结果与分析】

(1)电泳结束后，应在紫外线灯下仔细观察 RNA 电泳分离效果是否良好、RNA 样品有无降解、RNA 带型是否清晰、有无拖尾以及边缘是否模糊等现象。

(2)放射自显影后，观察 X 线片上曝光显示的条带，对照 RNA 分子质量标准条带的迁移距离，即可查出凝胶电泳中相应的 RNA 的位置，从而知道基因转录的 RNA 的大小；利用自动光密度扫描仪扫描曝光的条带，计算条带的积分光密度值，以内参照 RNA 条带的积分光密度值为校正值，即可确定不同样品基因转录的表达强度。

【思考与练习】

(1)灵敏度低或信号弱的原因有哪些？

(2)硝酸纤维素膜显色后背景较高的原因有哪些？

实验五　反转录聚合酶链反应

【目的与要求】

(1)掌握反转录聚合酶链反应的实验原理与操作技术。

(2)了解反转录聚合酶链反应技术在检测基因表达、遗传病诊断等方面的应用。

【实验原理】

反转录聚合酶链反应(reverse transcription - polymerse chain reaction，RT - PCR)是通过提取组织或细胞中的总 RNA，或以转基因个体总 RNA 或 mRNA 作为模板链，采用 oligo(dT)或随机引物，利用反转录酶反转成 cDNA；再以 cDNA 为模板进行 PCR 扩增，而获得目的基因或检测基因表达。RT - PCR 使 RNA 检测的灵敏性提高了几个数量级，并使一些极为微量的 RNA 样品分析成为可能。

该技术主要用于分析基因的转录产物、获取目的基因、合成 cDNA 探针、构建 RNA 高效转录系统。

【实验用品】

1. 实验材料

新鲜组织、RNA 来源的培养细胞。

2. 实验器材

匀浆器、离心管(15 mL、10 mL、5 mL)、低温高速离心机、普通离心机、紫外分光光度计、5 mL 移液管、1 mL 微量移液器、20 μL 及 200 μL 微量移液器、恒温水浴箱、PCR 仪、电泳仪、电泳槽、紫外检测仪、0.5 mL 及 1.5 mL Eppendorf 管、20 μL 及 200 μL 枪头等。

3. 实验试剂

RNA 提取试剂(RNA 提取及检测)、DEPC 水、鼠白血病病毒(MLV)反转录酶、5× 反转录缓冲液、oligo(dT)12～18、第一链 cDNA 合成试剂盒、dNTP 混合物(含等量 dATP、dCTP、dGTP、dTTP)、Taq DNA 聚合酶、10×PCR 缓冲液、双蒸水、琼脂糖、DNA 分子质量标准等。

试剂特点：MLV 反转录酶有强聚合酶活性，RNA 酶 H 活性相对较弱，最适作用温度为 37 ℃，在长时间的反转录过程中不会造成模板的降解，获得 cDNA 的概率大，适用于较长的 cDNA 链的合成。

【实验内容与方法】

1. RNA 的提取

RNA 的提取及检测详见第五部分的实验二。

2. cDNA 第一链的合成

(1)反应体系:在 0.5 mL 微量离心管中加入总 RNA 1～5 μg、10 μ mol/L oligo(dT) 12～181 μL,补充适量的 DEPC 水,使总体积达 12 μL,轻轻混匀,稍离心。

(2)于 65 ℃加热 5 分钟,立即将微量离心管插入冰浴中至少 1 分钟。

(3)加入下列试剂的混合物:5×反转录缓冲液 4 μL、12.5 mol/L dNTP 1 μL,补充适量的 DEPC 水,使总体积达 19 μL,轻轻混匀,稍离心。

(4)于 65 ℃孵育 2～5 分钟。

(5)加入鼠白血病病毒反转录酶 1 μL(200 U),混匀,稍离心。

(6)在 37 ℃水浴中孵育 60 分钟。

(7)于 95 ℃加热 5 分钟,以终止反应。

(8)于－20 ℃保存备用。

3. PCR

(1)取 0.5 mL PCR 管,依次加入第一链 cDNA 2 μL、上游引物(10 pmol/L)2 μL、下游引物(10 pmol/L) 2 μL、dNTP(2 mmol/L) 4 μL、10×PCR 缓冲液 5 μL、Taq 酶(2 U/μL)1 μL,再加入适量的双蒸水,使总体积达 50 μL。

(2)将溶液轻轻混匀,稍离心。

(3)设定 PCR 程序:在适当的温度参数下,扩增 28～32 个循环。为了保证实验结果的可靠和准确,可在 PCR 扩增目的基因时,加入 1 对内参(如 β-肌动蛋白)的特异性引物,同时扩增内参 DNA 作为对照。

(4)电泳鉴定:进行琼脂糖凝胶电泳,于紫外线灯下观察结果。

【注意事项】

(1)在提取总 RNA 时,一定要防止 RNA 酶的混入,将内源性的 RNA 酶活性减到最低,操作时应佩戴一次性手套,防止器皿、唾液和汗液等的污染。玻璃器皿应于 250 ℃烘烤 4 小时以上,或于 180 ℃烘烤 9 小时以上,其他器皿(如电泳仪)应用 3% H_2O_2浸泡 2 小时以上,用 0.2%经 DEPC 处理的高压灭菌的蒸馏水冲洗 3 次以上,烘干,待用。

(2)总 RNA 在液相,DNA 及蛋白质在液相与异硫氰酸胍相之间,提取时要避免 mRNA的断裂。

(3)为了防止非特异性扩增,必须设阴性对照。

(4)内参的设定主要是为了用于靶 RNA 的定量。常用的内参有甘油醛-3-磷酸脱氢酶(G-3-PD)、β-肌动蛋白等,其目的在于避免 RNA 定量误差、加样误差以及各 PCR 反应体系中扩增效率不均一、各孔间的温度差等所造成的误差。

(5)PCR 条件设定:退火温度可根据实际情况适当提高或降低(55～60 ℃),延伸时间因目的序列长度不同而不同,当 cDNA 量较少时,循环次数可增加至 40～50 个循环。

(6)PCR 不能进入平台期,出现平台效应与扩增目的基因的长度、序列、二级结构以及目标 DNA 起始的数量有关。因此,对于每一个目标序列出现平台效应的循环数,均应通过单独实验来确定。

(7)使用酶时,应轻轻混匀,避免起泡;分取前,要小心地离心搜集到反应管底;由于酶保存液中含有 50%甘油,黏度高,分取时应慢慢移取。酶制剂应在实验前从－20 ℃取出,置于冰盒上操作,使用后也应立即放回－20 ℃温度下保存。

(8)防止 DNA 的污染:采用 DNA 酶处理的 RNA 样品,在可能的情况下,将 PCR 引物置于基因的不同外显子上,以消除基因或 mRNA 的共线性。

【实验结果与分析】

采用凝胶图像分析系统对电泳条带进行灰度扫描,用β-肌动蛋白条带的灰度对目的条带的灰度进行校正(目的条带灰度/β-肌动蛋白条带灰度),得到目的条带的半定量结果。

【思考与练习】

RT－PCR 的引物设计需要满足哪些要求?

实验六　原位 PCR 技术

【目的与要求】

(1)掌握原位 PCR 的实验原理与操作技术。

(2)了解原位 PCR 技术在外源性和内源性基因检测方面的应用。

【实验原理】

原位 PCR 就是在组织细胞里进行 PCR 反应,它结合了具有细胞定位能力的原位杂交和高度特异敏感的 PCR 技术的优点,于分子和细胞水平上检测特定的基因组序列、转基因及外源基因,对研究疾病的发病机制和临床过程以及病理转归有重大的实用价值,在分子生物学、细胞学、分子病理学及临床诊断领域具有巨大的应用前景。

原位 PCR 的基本原理是两条核苷酸单链片段在适宜的条件下,形成 DNA－DNA、DNA－RNA 或 RNA－RNA 双键分子,应用带有标记的(如 ^{3}H、^{35}S、^{32}P 等放射性同位素,荧光素、生物素、地高辛等非放射性物质)DNA 或 RNA 片段作为核酸探针,与组织切片或细胞内待测核酸片段进行杂交,然后显色,在普通光学显微镜或电子显微镜下观察目的 mRNA 或 DNA 的存在并定位;用原位杂交技术,可在原位研究细胞合成某种多肽或蛋白质的基因表达。

根据操作方法的不同,原位 PCR 可分为间接法和直接法。间接法是在固定组织、细胞标本并用蛋白酶消化处理后,先通过 PCR 扩增靶细胞内特定的核苷酸序列,再结合原位杂交进行核苷酸序列的检测及细胞内定位。直接法是在进行原位 PCR 之前,将标记好的核苷酸或引物加入 PCR 反应液中,随着扩增的进行,将标记物直接掺入 PCR 产物中,然后用放射自显影、免疫组织化学或荧光检测技术对靶核酸分子进行细胞内定位及检测。

直接法操作步骤较少,但具有比较高的假阳性率;间接法操作步骤相对较多,需要的时间长,但结果可靠,下面就以间接法为例介绍原位 PCR 的操作步骤。

【实验用品】

1. 实验材料

培养的细胞、特异核苷酸探针。

2. 实验器材

原位杂交 PCR 仪、恒温水浴箱、显微镜、离心机、硅化的载玻片、盖玻片、微量移液器

(20 μL)、枪头(灭菌)等。

3. 实验试剂

10%福尔马林缓冲液、PBS 缓冲液、蛋白酶 K 及其缓冲液、上游引物及下游引物(20 μmol/L)、dNTP 混合物、Taq DNA 聚合酶、10×PCR 反应缓冲液、Klenow 酶、Dig - dUTP、随机引物、0.2 mol/L EDTA(pH 值为 8.0)、4 mol/L LiCl、TE 缓冲液、杂交液、杂交缓冲液Ⅰ、杂交缓冲液Ⅱ、杂交缓冲液Ⅲ、显色液、羊抗地高辛抗体-碱性磷酸酶结合物(1∶500)、羊血清、Triton X - 100、20×SSC 缓冲液、4×SSC 缓冲液、2×SSC 缓冲液和 0.1×SSC 缓冲液、无水乙醇、70%乙醇、无菌石蜡油、硅油、二甲苯。

【实验试剂的配制】

(1)蛋白酶 K:用灭菌的 50 mmol/L Tris - HCl(pH 值为 8.0)、1.5 mmol/L 乙酸钙溶解蛋白酶 K 粉末,配制成浓度为 20 mg/mL 的溶液,于－20 ℃贮存(工作浓度为 0.25 mg/mL)。

(2)dNTP 混合液:称取 dATP、dGTP、dCTP、dTTP 钠盐各 100 mg,加 2 mL 去离子水溶解,用 0.1 mol/L NaOH 调节 pH 值至 7.0～7.5,使其浓度为 5 mmol/L,分装后,于－20 ℃贮存;亦可自行购买商品化的混合液(各 2 mmol/L)。

(3)Taq DNA 聚合酶(5 U/μL):使用时,其在 50 μL 反应体积内的终浓度为 3U。

(4)10×PCR 反应缓冲液:由 500 mmol/L KCl、100 mmol/L Tris - HCl(pH 值为 8.4)、15 mmol/L $MgCl_2$、0.5% Tween - 20、1 mg/L 牛血清白蛋白(BSA)配制而成。

(5)上游引物及下游引物:根据所需检测的核苷酸序列,用引物设计软件设计最适的上游引物及下游引物,由 DNA 合成仪合成,浓度为 20 mol/L。

(6)Klenow 酶:浓度为 5 U/μL。

(7)TE 缓冲液:由 10 mmol/L Tris - HCl、1 mmol/L EDTA 配制而成,pH 值为 8.0。

(8)杂交液:即 50%去离子甲酰胺、4×SSC 缓冲液、10%硫酸葡聚糖、0.5 ng/μL 地高辛标记的探针。

(9)杂交缓冲液Ⅰ:由 100 mmol/L Tris - HCl、150 mmol/L NaCl 配制而成,pH 值为 7.5。

(10)杂交缓冲液Ⅱ:由 100 mmol/L Tris - HCl、100 mmol/L NaCl、50 mmol/L $MgCl_2$配制而成,pH 值为 9.5。

(11)杂交缓冲液Ⅲ:由 10 mmol/L Tris - HCl、1 mol/L EDTA 配制而成,pH 值为 8.0。

(12)显色液:取硝酸苯四唑盐(NBT)45 μL、5 -溴- 4 -氯- 3 -吲哚磷酸盐 35 μL、左旋咪唑 2.4 mg,加缓冲液Ⅱ至 10 mL。

(13)4×SSC 缓冲液、2×SSC 缓冲液和 0.1×SSC 缓冲液:用 20×SSC 缓冲液稀释而成(20×SSC 缓冲液:即 3 mol/L NaCl、0.3 mol/L 柠檬酸钠,用 1 mol/L HCl 调节 pH

值为 7.0)。

【实验内容与方法】

1. 培养细胞的处理

(1)用 PBS 缓冲液直接洗培养皿中的细胞 1 次,加 10%福尔马林缓冲液,静置,过夜,以 2000 r/min 离心 5 分钟,用 5 mL PBS 缓冲液重悬细胞,吸取 50 μL,点在载玻片上。

(2)取 3 个载有细胞悬液的载玻片,用硅油硅化,该过程为对细胞的吸附所需。

(3)蛋白酶消化:加蛋白酶 K 及其缓冲液,蛋白酶 K 的工作浓度为 0.25 mg/mL,消化时间以室温下 10～15 分钟为宜。

(4)用蒸馏水洗去消化酶,再加热载玻片至 95～100 ℃,2 分钟,以使消化酶灭活。

2. PCR 反应

(1)待载玻片冷却后,加入 25 μL PCR 反应液:2.5 μL 10×PCR 缓冲液,2.5 μL dNTP(每种核苷酸终浓度为 200 μmol/L),上游引物及下游引物各 1 μL,加盖载玻片后,置 PCR 仪上加热至 65～80 ℃时,立即揭开盖玻片一角,向内加入预先准备好的 1.5 U Taq DNA 聚合酶,即所谓的"热启动"法。

(2)立即在盖玻片四周及上面滴加已预热的石蜡油,固定盖玻片。

(3)使用原位 PCR 仪进行 PCR 反应:于 94 ℃变性 3 分钟、于 94 ℃变性 1 分钟、于 55 ℃变性 2 分钟、于 72 ℃变性 1 分钟,进行 30 个循环。

(4)PCR 完成后,先用二甲苯洗 5 分钟,以去除石蜡油,再用无水乙醇清洗 5 分钟,于空气中干燥。

3. 探针的标记

在反应液中加入约 1 μg 变性的特异核苷酸探针、2 μL 随机引物、2 μL dNTP 及 Dig－UTP,混匀后,加入 5 U Klenow 酶,用无菌双蒸水补足 50 μL,于 37 ℃水浴 1～2 小时,加入 0.2 mol/L EDTA(pH 值为 8.0)2 μL 终止反应;加 2.5 μL 4 mol/L LiCl 和 75 μL乙醇,于－20 ℃放置 2 小时,以 12000 r/min 离心 20 分钟,沉淀,以预冷的 70%乙醇洗涤,离心干燥后,溶于 TE 缓冲液中,于－20 ℃贮存。

4. 原位杂交

(1)在载玻片上加 10～30 μL 杂交液,加盖玻片,用石蜡油封边。

(2)于 94 ℃变性 8 分钟,于 42 ℃杂交过夜。

(3)完成杂交后,用二甲苯洗去石蜡油,再用无水乙醇脱苯。

(4)将载玻片在 2×SSC 缓冲液中移去盖玻片,然后在 42 ℃用 4×SSC 缓冲液洗 3 次,每次 5 分钟,再在 42 ℃用 0.1×SSC 缓冲液洗 3 次,每次 5 分钟。

5. 显色

将载玻片用缓冲液Ⅰ洗 1 分钟,再将含 2%羊血清和 3% Triton X－100 的缓冲液Ⅰ于 37 ℃孵育 30 分钟,滴加羊抗地高辛抗体-碱性磷酸酶结合物,置于室温下 3～5 小时,先用缓冲液Ⅰ冲洗10分钟，再用缓冲液Ⅱ冲洗10分钟，于避光处将载玻片封于装有显色液的暗盒内，孵育2～4小时，然后用缓冲液Ⅲ浸洗，终止反应。

【注意事项】

(1)细胞固定：并非所有的固定剂都能成功地应用于原位PCR。经乙醇或丙酮固定的细胞，其原位PCR产物常游离于反应物中，反映了这些固定剂未能很好地将蛋白及核酸变性、交联。相反，10%的中性福尔马林则能很好地使蛋白质凝聚、核酸交联，从而形成有效的限制PCR产物扩散的网络性屏障。固定的时间以不超过15小时为宜。

(2)蛋白酶消化：适当的蛋白酶消化有利于建立PCR试剂接触靶DNA的通道以及充分暴露靶DNA，但由于蛋白酶消化的同时会破坏已形成的蛋白质-核酸网络，过度的消化容易使PCR产物扩散，因此应掌握好消化的时间。

(3)在原位PCR过程中，靶序列的充分暴露及试剂最大限度地进入细胞发挥作用应该是关键。在原位PCR反应体系中，引物、Taq DNA聚合酶和Mg^{2+}浓度比常规液相PCR要高一些，特别是Mg^{2+}浓度。

(4)引物的设计及选择：除了一般PCR反应引物设计的原则外，在进行原位PCR时，所选用的引物，其扩增产物的长度不可太短，否则容易扩散；也不可太长，否则会影响扩增效率。

(5)减少引物错配：在进行PCR反应时，常在相对高的温度时加入Taq酶或引物，即“热启动”法。这种方法可以大大降低非特异性DNA的合成，减少引物错配的可能性，敏感性高，特异性强。

(6)循环周期：原位PCR的扩增效率不及液相PCR，因而循环周期不宜太少，否则产物少，信号太弱；但周期太多，产物会扩散，并且有大量非特异性DNA合成。因此，通常采用的循环周期为20～30个。

(7)原位杂交地高辛标记探针标记数应不低于50%，杂交液中探针浓度不低于5 pmol/mL，太低则杂交信号弱。杂交温度需根据探针中核苷酸(G+C)含量进行计算。

(8)阴性对照：原位PCR反应容易产生假阳性和假阴性，因此设置适当的对照是很有必要的。用DNA或RNA酶消化对照，省略引物、聚合酶和探针等阴性对照是必需的。采用阴性标本或阳性标本进行每一个过程，则能保证所有试剂和过程都很适当。

【实验结果与分析】

于显微镜下看到紫蓝色沉淀，即为阳性反应。

【思考与练习】

如何消除实验过程中出现的假阳性和假阴性现象?

实验七　荧光定量 PCR 技术

【目的与要求】

(1)掌握荧光定量 PCR 的实验原理与操作步骤。

(2)了解荧光定量 PCR 技术在基因表达差异方面的应用。

【实验原理】

定量 PCR 是指以一种标准作为对照,通过对 PCR 终产物的分析或 PCR 过程的监测,对 PCR 起始模板量进行定量的技术。根据原理的不同,目前主要采用的定量 PCR 方法包括极限稀释法、设立内参照物的定量 PCR、荧光定量 PCR 等。其中,荧光定量 PCR 是最新发展起来的一项定量 PCR 技术,该技术在 PCR 反应体系中加入荧光基团,在 PCR 反应过程中连续不断地检测反应体系中荧光信号的变化,当信号增强到某一阈值,此时的循环次数即循环阈值(Ct),被记录下来。该循环参数 Ct 和 PCR 体系中起始模板数的对数之间有严格的线性关系。利用不同梯度的阳性定量标准模板扩增的 Ct 值和该阳性定量标准的模板数,经过对数拟和作图,可制成标准曲线。最后,根据待测样品的 Ct 值,通过标准曲线就可以准确地确定起始模板的数量。根据所用探针的不同,荧光定量 PCR 可以分为两种,一种是 Taqman 探针,另一种是荧光染料。

Taqman 探针的工作原理是在 PCR 的系统中加入一个荧光标记探针,该探针可与引物扩增的产物 DNA 模板发生特异性杂交,探针的 5′端标以荧光发射基团 FAM(羧基荧光素,荧光发射峰值在 518 nm 处),3′端标以荧光淬灭基团 TAMRA(6 -羧基四甲基罗丹明,荧光发射峰值在 582 nm 处),且末端碱基被磷酸化,以防止探针在 PCR 扩增的过程中被延伸,当探针保持完整时,淬灭基团会抑制发射基团的荧光发射,发射基团一旦与淬灭基团发生分离,抑制作用被解除,518 nm 处光密度增加,就会被荧光系统检测到。在 PCR 的复性过程中,探针与模板 DNA 杂交,在延伸过程中,Taq 酶随引物延伸到探针与模板结合的位置时,发挥 5′- 3′外切酶活性,将探针切断,FAM 的荧光信号会释放出来。这样一来,模板每复制 1 次,就有 1 个探针被切断,伴随着 1 个荧光信号的释放。荧光信号强度与 PCR 产物的数量是一对一的关系,因此该技术可以动态观察 PCR 的反应过程,对模板进行准确定量。

SYBR Green Ⅰ是不对称菁类荧光素,可非特异地嵌合于 DNA 双螺旋结构中的小沟内,发出荧光信号;处于未结合状态的染料显示较低的荧光强度,一旦结合到双链 DNA 之后,荧光信号会增强。在加入了过量的 SYBR 荧光染料的 PCR 反应体系中,

SYBR 荧光染料可特异性地掺入产物的 DNA 双链，发射荧光信号，而未掺入 DNA 链中的 SYBR 染料分子不会发射任何荧光信号，从而保证荧光信号的增加与 PCR 产物的增加完全同步。SYBR Green Ⅰ在核酸的实时检测方面有很多优点，由于它与所有的双链 DNA 相结合，不必因为模板不同而特别定制，因此设计的程序通用性好，且避免了设计、标记荧光探针和使用价格昂贵、复杂的试剂，价格相对较低，适用于任何 PCR 扩增体系。但是，内嵌染料没有序列特异性，可以结合到包括非特异产物、引物二聚体、单链二级结构及错误的扩增产物上，造成假阳性，从而影响定量的精确性。因此，此法的特异性不如 Taqman 探针。

下面，将以荧光染料 SYBR Green Ⅰ为例介绍荧光定量 PCR 技术。

【实验用品】

1. 实验材料

标准 DNA 模板、样品 DNA。

2. 实验器材

荧光定量 PCR 仪等。

3. 实验试剂

SYBR Green Ⅰ荧光染料、上游引物及下游引物、dNTP 混合液、Taq DNA 聚合酶、10×PCR 反应缓冲液、灭菌水。

【实验试剂的配制】

(1)上游引物及下游引物：浓度为 20 μmol/L。

(2)dNTP 混合液：称取 dATP、dGTP、dCTP、dTTP 钠盐各 100 mg，加去离子水 2 mL溶解，用 0.1 mol/L NaOH 调节 pH 值至 7.0～7.5，使其浓度为 5 mmol/L，分装后，于－20 ℃保存；亦可自行购买商品化的混合液（各 2 mmol/L）。

(3) Taq DNA 聚合酶（5 U/μL）：使用时，其在 50 μL 反应体积中的终浓度为 1～2.5 U。

(4)10×PCR 反应缓冲液：由 500 mmol/L KCl、100 mmol/L Tris－HCl（pH 值为 8.4）、15 mmol/L $MgCl_2$配制而成。

【实验内容与方法】

1. 定量标准品的制备

(1)在一个 Eppendorf 管中加入标准 DNA 模板 1 μg、特异上游引物及下游引物各 2 μL、10×PCR 反应缓冲液 5 μL、Taq DNA 聚合酶 5U，用无菌水补足至 50 μL，混匀。

(2)在 PCR 仪上进行扩增反应：于 94 ℃变性 30 秒、于 55 ℃退火 30 秒、于 72 ℃延伸 1 分钟，进行 30 个循环。

(3)将 PCR 产物纯化、测序验证；测定 OD 值，根据分子量，换算出每毫升拷贝数，贮存备用。

2. 制作定量标准曲线

(1)将定量标准品分别稀释 10^2、10^4、10^6、10^8、10^{10} 倍，分别取稀释标准品 5 μL，按上面的方法加入 PCR 反应试剂，另外再加入 SYBR Green Ⅰ荧光染料 2 μL，使总体积为 50 μL。

(2)分别按上述 PCR 反应条件，在荧光定量 PCR 仪上进行 PCR 反应，由计算机自动生成定量标准曲线。

3. 样品测定

(1)在 Eppendorf 管中加入样品 DNA 5 μL、上游引物及下游引物各 2 μL、10×PCR 反应缓冲液 5 μL、Taq DNA 聚合酶 5U、SYBR Green Ⅰ荧光染料 2 μL，以无菌水补足至 50 μL，进行漩涡振荡，充分混匀。按上述 PCR 反应条件，在荧光定量 PCR 仪上进行扩增反应。

(2)根据样品测定的结果，结合定量标准曲线，由计算机自动计算样品的拷贝数。

【注意事项】

(1)严格优化 PCR 扩增反应的实验试剂与条件。

1)模板的制备：注意避免 DNA 的降解，并尽量纯化 DNA，使其不含任何蛋白酶、核酸酶、Taq DNA 聚合酶等的抑制剂以及能与 DNA 结合的蛋白质。

2)为保证 PCR 特异性扩增，引物的设计应符合以下原则：引物长度以 15～30 个碱基为宜，上游引物与下游引物的长度差别不能大于 3 个碱基；引物自身不应存在互补序列，不能大于 3 个碱基的反向重复序列，否则引物自身会折叠，形成发夹结构；上游引物与下游引物之间不应有多于 4 个的互补或同源碱基，尤其应避免 3′端的互补重叠，以防形成引物二聚体；引物的 3′端不能进行任何修饰，也不能有形成任何二级结构的可能，3′端碱基尽量不选用 T；引物的 5′端可以进行修饰，加上一些有用而又不与靶 DNA 互补的序列；计算出来的 2 个引物的解链温度相差不能大于 5 ℃。

3)引物浓度：应先通过预实验确定最适浓度，浓度范围一般为 0.2～1.0 μmol/L。

4)循环参数：在 PCR 中，控制温度是关系到实验成败的重要环节。退火的温度及时间依赖于引物的长度、浓度以及碱基组成(G+C)含量。一般来说，退火温度为引物的解链温度减去 5 ℃。延伸温度要根据 Taq DNA 聚合酶的最适作用温度而定，通常为 70～75 ℃，延伸时间则根据扩增片段的长度而定。

5)PCR 缓冲液：Mg^{2+} 的浓度对 PCR 产物的特异性及产量有明显影响，以各种单核苷酸浓度为 200 μmol/L、Mg^{2+} 为 1.5 mmol/L 时较为合适。另外，不同厂家的 Taq DNA 聚合酶的缓冲液成分也不相同，使用时应注意是否配套。

6)为避免非特异性扩增，可以采用 Taq DNA 聚合酶的“热启动”法。

(2)设置对照实验：为确保结果的可靠性，应设置阳性对照及阴性对照或空白对照。

(3)防止 PCR 污染。

(4)对于同一套参考标准品与多次独立制备的样品进行反复实验,将所获得的实验结果进行统计学显著性分析,使实验方法标准化,并具有可重复性。

【实验结果与分析】

由计算机自动生成定量标准曲线,自动计算样品中的拷贝数。

【思考与练习】

(1)影响荧光定量 PCR 实验结果重复性的因素有哪些?

(2)荧光定量 PCR 实验中标准曲线线性关系不佳的原因有哪些?

实验八　RNA 干扰技术

【目的与要求】

(1)掌握 RNA 干扰技术的实验原理与操作步骤。

(2)了解 RNA 干扰技术在研究基因功能、治疗疾病方面的应用。

【实验原理】

RNA 干扰是指将与内源性 mRNA 编码区同源的正义和反义 RNA 组成的特异性双链 RNA(dsRNA)导入细胞内,导致该 mRNA 降解,出现不表达或表达水平下降的现象,这种转录后水平的基因调控,又被称为转录后基因沉默。

外源 dsRNA 进入细胞后,产生小分子干扰 RNA(siRNA),其反义链与多种核酸酶结合,形成了 RNA 诱导的沉默复合体(RISC),RISC 进而结合并剪切靶 mRNA 而介导 RNA 干扰的过程。RNAi 是一种抑制靶基因表达的简单、特异、高效的技术,已广泛应用于生命科学研究的各个领域。

生化和遗传学研究表明,RNA 干扰包括起始阶段和效应阶段。在起始阶段,加入的小分子 RNA 被切割为 21~23 个核苷酸长的 siRNA。Dicer 酶是 RNA 酶Ⅲ家族中特异识别双链 RNA 的一员,它能以一种依赖 ATP 的方式逐步切割由外源导入或由转基因、病毒感染等各种方式引入的双链 RNA,将其降解为 19~21 个核苷酸长的 siRNA,每个片段的 3′端都有 2 个碱基突出。

在 RNAi 效应阶段,siRNA 双链可结合 1 个核酶复合物,从而形成所谓的 RNA 诱导 RISC。激活 RISC 需要一个依赖 ATP 的将小分子 RNA 解开双链的过程。激活的 RISC 通过碱基配对定位到同源 mRNA 转录本上,并在距离 siRNA 3′端 12 个碱基的位置切割 mRNA。尽管切割的确切机制尚不明确,但每个 RISC 都包含 1 个 siRNA 和 1 个不同于 Dicer 的 RNA 酶。

目前为止,较为常用的制备 siRNA 的方法有化学合成、体外转录、长片段 dsRNA 经 RNA 酶Ⅲ降解(如 Dicer,*E. Coli* 的 RNA 酶Ⅲ)体外制备 siRNA,以及通过 siRNA 表达框在细胞中表达 siRNA。前面的 3 种方法主要都是体外制备 siRNA,并且需要专门的 RNA 转染试剂将 siRNA 转到细胞内,而采用 siRNA 表达载体和基于 PCR 的表达框架则属于转染到细胞的 DNA 模板体内转录得到 siRNA。这两种方法的优点在于不需要直接操作 RNA。

将制备好的 siRNA、siRNA 表达载体或表达框架转染至真核细胞中的方法不外乎磷酸钙共沉淀、电穿孔法、DEAE-葡聚糖和1,5-二甲基-1,5-二氮十一亚甲基聚甲溴化物、机械法(如纤维注射和基因枪)和阳离子脂质体介导的转染。

RNAi具有以下几个主要特征:①RNAi在转录后水平沉默靶基因表达。②RNAi具有很高的特异性,仅降解与之序列互补配对结合的靶mRNA。③RNAi沉默靶基因的表达具有较高的效率,相对很少量的dsRNA分子(数量少于内源mRNA的数量)就能完全抑制相应基因的表达。④RNAi沉默靶基因表达可以穿过细胞界限,在不同细胞间传递和维持信号,甚至可传至整个有机体,以及具有可遗传等特点。⑤dsRNA不得少于21个碱基,并且长链dsRNA也在细胞内被剪切为21个核苷酸长的siRNA,由siRNA来介导靶mRNA的剪切。大于30个核苷酸长的dsRNA不能在哺乳动物中诱导特异的RNAi,而使细胞基因表达受到非特异性广泛地抑制,进而导致细胞凋亡。⑥RNAi具有ATP依赖性,在去除ATP的样品中,RNAi现象降低或消失,提示RNAi是一个ATP依赖的过程,因此Dicer酶和RISC介导的酶切反应必须由ATP供能。

下面介绍用siRNA表达框架(SEC)制备siRNA,并使用阳离子脂质体转染细胞的实验方法。

siRNA表达框架是一种由PCR得到的siRNA表达模板,包括一个RNA聚合酶Ⅲ启动子、一段发夹结构siRNA、一个RNA聚合酶Ⅲ终止位点,能够直接导入细胞进行表达而无须事先克隆到载体中。

阳离子脂质体(如Lipofectamine 2000等)介导转染的原理为脂类的头部基团之间的离子相互作用。脂类的头部基团携带有很强的正电荷,可中和DNA磷酸基团的负电荷,因而阳离子脂类可以与DNA自动形成可与细胞膜融合的单层外壳,从而将DNA导入细胞内。

【实验用品】

1. 实验材料

呈指数生长的哺乳动物细胞培养物。

2. 实验器材

PCR仪、CO_2培养箱、水浴锅、离心管、聚苯乙烯试管等。

3. 实验试剂

siRNA表达框架的PCR模板、上游引物、dNTP混合液、Taq DNA聚合酶、10×PCR反应缓冲液、10×D-Hanks缓冲液、Lipofectamine 2000、细胞生长培养基、无血清培养基、0.25%胰蛋白酶、3 mol/L CH_3COONa(pH值为5.2)、无水乙醇、70%乙醇、TE缓冲液(pH值为8.0)等。

【实验试剂的配制】

(1)上游引物:浓度为20 μmol/L。

(2)dNTP混合液:称取dATP、dGTP、dCTP、dTTP钠盐各100 mg,加去离子水

2 mL溶解，用 0.1 mol/L NaOH 调节 pH 值至 7.0～7.5，使其浓度为 5 mmol/L，分装后，于－20 ℃保存；亦可自行购买商品化的混合液（各 2 mmol/L）。

(3) Taq DNA 聚合酶（5 U/μL）：使用时，其在 50 μL 反应体积中的终浓度为 1～2.5 U。

(4)10×PCR 反应缓冲液：由 500 mmol/L KCl、100 mmol/L Tris－HCl(pH 值为 8.4)、15 mmol/L $MgCl_2$配制而成。

(5)D－Hanks 缓冲液（10×）：称取 NaCl 80.0 g、$Na_2HPO_4 \cdot 2H_2O$ 0.6 g、KCl 4.0 g、KH_2PO_4 0.6 g，加入三蒸水，补足至 1000 mL，进行高压灭菌后，于 4 ℃保存，使用时，按比例进行稀释。

(6)0.25%胰蛋白酶：称取蛋白酶 0.25 g，用 D－Hanks 缓冲液加至 100 mL，溶解，过滤除菌，于 4 ℃保存，用时提前在 37 ℃回温。

(7)无血清培养基（PRMI－1640 基础培养基）：取三蒸水 900 mL、RPMI－1640 粉 1 包(10.4 g)，在磁力搅拌器上搅拌至完全溶解，加入 $NaHCO_3$ 2.0 g，完全溶解后，加无菌水定容至 1000 mL，过滤除菌后，分装备用。

(8)细胞生长培养基（PRMI－1640 生长培养基）：在 PRMI－1640 基础培养基中添加 10%小牛血清，即成。

(9) TE 缓冲液：由 10 mmol/L Tris－HCl、1 mmol/L EDTA 配制而成，pH 值为 8.0。

(10)3 mol/L CH_3COONa (pH 值为 5.2)：先用 800 mL 无菌水溶解 408.3 g CH_3COONa，再用冰醋酸调节 pH 值至 5.0，并用无菌水定容至 1 L，进行高压蒸汽灭菌。

【实验内容与方法】

1. siRNA 的设计（RNAi 目标序列的选取原则）

(1)从转录本(mRNA)的 AUG 起始密码开始，寻找“AA”二联序列，并记下其 3′端的 19 个碱基序列，作为潜在的 siRNA 靶位点。(G＋C)含量在 45%～55%的 siRNA 要比那些(G＋C)含量偏高的更为有效。

建议在设计 siRNA 时不要针对 5′端和 3′端的非编码区，原因是这些地方有丰富的调控蛋白结合区域，而这些 UTR 结合蛋白或者翻译起始复合物可能会影响 siRNA 核酸内切酶复合物结合 mRNA，从而影响 siRNA 的效果。

(2)将潜在的序列和相应的基因组数据库（人、小鼠、大鼠等）进行比较，排除那些和其他编码序列/表达序列标签(EST)同源的序列。

(3)选出合适的目标序列，设计并分别合成正义 RNA 和反义 RNA 的下游引物，合成浓度为 20 μmol/L。通常一个基因需要设计多个靶序列的 siRNA，并合成相应的引物，以找到最有效的 siRNA 序列。

(4)通用阴性对照 siRNA 序列：正义链为 5′－UUCUCCGAACGUGUCACGUTT－3′，反义链为 5′－ACGUGACACGUUCGGAGAATT－3′。

2. PCR 反应

(1)向一个离心管中加入 10×PCR 反应缓冲液 5 μL、5 μmol/L dNTP 混合液 2 μL、上游引物 1.5 μL、下游引物(S)1.5 μL、模板 DNA 1 μL、Taq DNA 聚合酶 1 μL,用无菌水补足至 50 μL;向另一个离心管中加入 10×PCR 反应缓冲液 5 μL、5 μmol/L dNTP 混合液 2 μL、上游引物 1.5 μL、下游引物(AS)1.5 μL、模板 DNA 1 μL、Taq DNA 聚合酶 1 μL,用无菌水补足至 50 μL。

(2)在 PCR 仪上进行两步扩增反应:于 94 ℃变性 30 秒、于 72 ℃延伸 90 秒,进行 35 个循环。

3. PCR 产物纯化

(1)分别向两种 PCR 产物中加入 1/5 体积的 3 μmol/L CH_3COONa 和 2 倍体积的预冷无水乙醇,充分混匀后,于 4 ℃下放置 30 分钟。

(2)于 4 ℃下,以 14000 r/min 离心 5 分钟,弃去上清液,然后用 70%乙醇洗涤,沉淀 DNA。

(3)再次重复上述步骤,离心,弃去上清液,于空气中干燥,沉淀 DNA。

(4)将沉淀下来的 DNA 溶于适量 TE 缓冲液中,测定其 OD 值。

4. 转染

(1)转染的前一天,用 0.25%胰蛋白酶消化细胞并计数,以 5×10^4 个细胞/平皿的密度铺板于 35 mm 细胞培养皿上,使其在转染时密度不低于 70%;加 3 mL 含血清、不含抗生素的培养基,放置在 37 ℃ 5% CO_2 培养箱中孵育 20～24 小时。

(2)取 1 支聚苯乙烯试管,用 100 μL 无血清培养基稀释 1.0～2.0 μg PCR 产物。

(3)另取 1 支聚苯乙烯试管,用 100 μL 无血清培养基稀释 2.0～5.0 μL Lipofectamine 2000 试剂。

(4)在 30 分钟内,将上述 PCR 产物稀释液与 Lipofectamine 2000 稀释液混合(保温时间过长会降低活性)。

(5)混合稀释的 PCR 产物和稀释的 Lipofectamine 2000,混匀后,在室温下孵育 20 分钟。

(6)直接将复合物加入平皿中,摇动平皿,轻轻混匀。

(7)将平皿放在含 5% CO_2 的 37 ℃培养箱内孵育 24～48 小时(无须去掉复合物或更换培养基;或者 4～5 小时后更换生长培养基,不会降低转染活性)。

(8)在细胞中加入复合物 24～72 小时后,分析细胞抽提物或进行原位细胞染色,检测并报告基因活性(这依赖于细胞类型和启动子活性)。对于稳定表达,在开始转染 1 天后,将细胞传代至新鲜培养基中,2 天后加入筛选抗生素(进行稳定表达需要数天或数周)。

【注意事项】

(1)设立阴性对照:一个完整的 siRNA 实验,应该有阴性对照。作为阴性对照的 siR-

NA，应该和选中的 siRNA 序列有相同的组成，但是和 mRNA 没有明显的同源性，通常的做法是将选中的 siRNA 序列打乱，同样要检查结果，以保证它和目的靶细胞中其他基因没有同源性。

(2)避免 RNA 酶污染：微量的 RNA 酶将导致 siRNA 实验失败。由于实验环境中 RNA 酶普遍存在，如皮肤、头发、所有徒手接触过的物品或暴露在空气中的物品等，因此保证实验每个步骤不受 RNA 酶污染非常重要。

(3)健康的细胞培养物和严格的操作确保转染的重复性：通常健康的细胞转染效率较高。此外，较低的传代数能确保每次实验所用细胞的稳定性。为了优化实验，推荐用 50 代以下的转染细胞，否则细胞转染效率会随时间明显下降。

(4)避免使用抗生素：从细胞种植到转染后 72 小时期间，应避免使用抗生素。抗生素会在脂质体穿透的细胞中积累毒素。有些细胞转染试剂在 siRNA 转染时需要无血清的条件，在这种情况下，可同时用正常培养基和无血清培养基做对比实验，以得到最佳的转染效果。

(5)通过合适的阳性对照优化转染和检测条件：对大多数细胞，看家基因是最好的阳性对照。将不同浓度的阳性对照的 siRNA 转入靶细胞(同样适合实验靶 siRNA)，转染 48 小时后，统计对照蛋白或 mRNA 相对于未转染细胞的降低水平。过多的 siRNA 会导致细胞死亡。

(6)通过标记 siRNA 来优化实验：经荧光标记的 siRNA 能用来分析 siRNA 稳定性和转染效率，还可用于 siRNA 胞内定位及双标记实验(配合标记抗体)追踪转染过程中导入了 siRNA 的细胞，将转染与靶蛋白表达的下调结合起来。

【实验结果与分析】

根据所要沉默的基因其表达蛋白质的性质，选择相应的方法，检测蛋白质的表达情况。

【思考与练习】

(1)如何提高 siRNA 的有效性？

(2)筛选有效的 siRNA 的方法有哪些？

实验九　酵母双杂交技术

【目的与要求】

(1)掌握酵母双杂交技术的实验原理与操作步骤。

(2)了解酵母双杂交技术在筛选蛋白质相互作用方面的应用。

【实验原理】

酵母双杂交技术是基于许多转录因子都包含两个相互独立的功能结构域，最基本的有 DNA 结合结构域(BD)和转录激活结构域(AD)。单独的 BD 虽然能和启动子结合，但是不能激活转录；单独的 AD 由于不能接近启动子，也不能激活转录。如果将 BD 和 AD 的编码 cDNA 分别与两种具有配对相互作用的蛋白质分子的 cDNA 进行基因融合而表达为融合蛋白，依赖两种蛋白质分子之间的相互作用，就可以使 BD 和 AD 重新在空间上接近，呈现完整的转录因子活性，恢复对下游基因的表达激活作用，即转录因子通过 BD 和 AD 分别与 DNA 上的特异序列结合，从而启动相应基因的转录。

酵母双杂交系统首先需要构建两种反式作用因子，将蛋白质 X 与报告基因转录因子特异的 BD(如 Gal4 - BD、LexA - BD)融合，称为钓饵；蛋白质 Y 与特异的 AD(如 Ga14 - AD、B42 - AD)融合为猎物。当编码两种结构域的基因在酵母细胞核内同时表达时，若蛋白 X 与 Y 之间存在非共价作用，就会使 AD 与 BD 两结构域的上游活化序列相互接近，进而激活转录过程，使报告基因(如 *HIS3*、*LEU* 和 *LacZ* 等)得以表达。BD 与 AD 之间的连接(相互作用)能够有效地激活转录。由非共价键连接的两个结构域也可以通过蛋白之间的相互作用将 BD 和 AD 连接起来，从而启动转录；反之，也可以通过报告基因表达来评价结构域连接蛋白之间是否存在相互作用。

酵母双杂交系统是以酵母遗传分析为基础，研究反式作用因子之间相互作用对真核基因转录调控影响的实验系统。其最有价值的应用是用 BD - X 筛选由 AD - Y 构成的 cDNA文库，以获得新的蛋白质之间的相互作用，并分析研究新的基因。例如，“诱饵”蛋白序列已知，希望找出与之相结合的“猎物”蛋白，可将一个 cDNA 文库中的每个 cDNA 与 AD 基因融合，形成一个能表达众多融合蛋白的文库。将“诱饵”蛋白(与 BD 融合)与该文库同时在酵母中表达，通过筛选出报告基因被激活的单克隆并做序列分析，便可鉴别出与该已知蛋白质相互作用的“猎物”蛋白，这就是酵母双杂交的高通量文库筛选用途。

本技术不仅可用于鉴定新的蛋白质相互作用，证实可疑的相互作用，确定相互作用的结构域，而且可直接获得编码相互作用的蛋白的基因。其优点之一是具有很高的灵敏度，可以检测到生物化学方法检测不到的相对较弱以及瞬时的蛋白质相互作用，另一个优点是在酵母的体内环境中进行分析，更接近于天然状态。

【实验用品】

1. 实验材料

酵母 AH109 或 Y187，*E. coli* TG1，cDNA 文库。

2. 实验器材

电热恒温培养箱、超净工作台、恒温水浴锅、恒温水浴摇床、台式高速离心机、高速冷冻离心机、高压灭菌锅、除菌用滤器、pH 计、电转化仪、电转化杯、漩涡混匀器、多种规格的锥形瓶、50 mL 离心管、15 mL 离心管、1.5 mL 离心管、100 cm 培养皿、醋酸纤维素膜或滤纸等。

3. 实验试剂

YPD 培养液/基、10×DO 培养液/基、SD 培养液/基、LB 培养液/基、SOC 培养液/基、胰蛋白胨、酵母抽提物、琼脂、1 mmol/L 葡萄糖、各种氨基酸、酵母氮碱、NaCl、吡喃半乳糖苷衍生物（5 - bromo - 4 - chloro - 3 - indolyl - α - D - galactopyranoside，X - α - gal）或 X - β - gal、1 mol/L 3 -氨基三唑（3 - amino - 1,2,4 - triazole，3 - AT）、鱼精 DNA、二甲基亚砜（DMSO）、甘油、50%聚乙二醇（PEG）4000、醋酸锂、十二烷基硫酸钠（SDS）、Lyticase 裂解液、酚-氯仿（1∶1）、无水乙醇、40% TE 缓冲液、10×LiAc、PEG/LiAc 溶液、Z 缓冲液、5 mol/L NH_4Ac 溶液、无菌水、氨苄青霉素（Amp）等。

【实验试剂的配制】

（1）YPD 培养液/基：取蛋白胨（20 g/L）、酵母抽提物（10 g/L）、琼脂（仅为倒平板用，20 g/L），加双蒸水至 950 mL，调节 pH 值至 5.8，进行高压灭菌，待冷却至 55 ℃左右时，加入 40%过滤灭菌的葡萄糖 50 mL。

（2）10×DO 培养液/基：由 L -异亮氨酸（300 mg/L）、L -缬氨酸（1500 mg/L）、L -腺苷半硫酸盐（200 mg/L）、L -精氨酸（200 mg/L）、L -组氨酸（200 mg/L）、L -亮氨酸（1000 mg/L）、L -赖氨酸（300 mg/L）、L -蛋氨酸（200 mg/L）、L -苯丙氨酸（500 mg/L）、L -苏氨酸（1000 mg/L）、L -色氨酸（200 mg/L）、L -酪氨酸（300 mg/L）、L -尿氨酸（200 mg/L）配制而成。其中，L -腺苷半硫酸盐可用 L -腺苷硫酸盐代替。

（3）SD 培养液/基：取酵母氮碱（6.7 g/L）、酵母抽提物（10 g/L）、琼脂（仅为倒平板用，20 g/L），加双蒸水 850 mL、10×DO 培养液，调节 pH 值至 5.8，进行高压灭菌，待冷却至 55 ℃左右时，加入 40%过滤灭菌的葡萄糖 50 mL（同时根据需要，可在此温度加 3 - AT、环己酰亚胺、L -腺苷半硫酸盐及 X - gal 等）。

（4）LB 培养液/基：取胰蛋白胨（10 g/L）、酵母抽提物（5 g/L）、NaCl（5 g/L），用 5 mol/L NaOH 调节 pH 值至 7.0，加入琼脂（仅为倒平板用，15 g/L），进行高压灭菌，待冷却至 55 ℃左右时，加入相应浓度的抗生素，倒平板，冷却凝固后，置于 4 ℃中备用。

(5)SOC 培养液/基：胰蛋白胨(20 g/L)、酵母抽提物(5 g/L)、NaCl(10 mmol/L)、双蒸水(900 mL)、KCl(2.5 mmol/L)，用 5 mol/L NaOH(0.2 mL)调节 pH 值至 7.0，进行高压灭菌(121 ℃，20 分钟)。使用之前，加入过滤除菌的溶液(10 mmol/L $MgCl_2$、10 mmol/L $MgSO_4$、20 mmol/L 葡萄糖)。

(6)1 mol/L 3-氨基三唑：用双蒸水配制，过滤除菌，于 4 ℃储存，可用 2 个月。

(7)1 mol/L 葡萄糖：用双蒸水配制，过滤除菌，于 4 ℃储存。

(8)鱼精 DNA：用无水乙醇沉淀后，干燥沉淀，用双蒸水溶解，使其终浓度为 10 mg/mL，分装后，于 20 ℃储存。使用时，先进行沸水浴 20 分钟，再立即于冰上冷却。

(9)50%聚乙二醇：用双蒸水溶解聚乙二醇 4000，于 121 ℃高压灭菌 20 分钟。

(10)1×TE 缓冲液(pH 值为 7.0)：由 Tris-HCl 0.1 mol/L、EDTA 10 mmol/L 配制而成，于 121 ℃高压灭菌 20 分钟。

(11)10×LiAc：将 1 mol/L LiAc 用乙酸调节 pH 值至 7.5，于 121 ℃高压灭菌 20 分钟。

(12)PEG/LiAc 溶液(现用现配)：由 50%聚乙二醇 4000 8 mL、40% TE 缓冲液 1 mL、10×LiAc 1 mL 配制而成。

(13)Z 缓冲液：由 16.1 g/L $Na_2HPO_4 \cdot 7H_2O$、5.50 g/L $NaH_2PO_4 \cdot H_2O$、0.75 g/L KCl、0.246 g/L $MgSO_4 \cdot 7H_2O$ 配制而成，调节 pH 值至 7.0，于 121 ℃高压灭菌 20 分钟(在室温下可储存 1 年)。

【实验内容与方法】

1. 酵母感受态细胞的制备和载体的转化(小规模转化)

(1)从酵母浸出粉胨葡萄糖琼脂(YPD)平板上挑取生长 1～2 周、直径为 2～3 mm 的新鲜酵母 AH109 单克隆，接种到 1 mL 的无菌去离子水中，剧烈振荡，以分散酵母团。

(2)转移上述酵母细胞到 30 mL YPD 培养液中。

(3)于 30 ℃，以 250 r/min 振荡培养，过夜，直到稳定期(OD>1.5)。

(4)取适量上述培养物，转入 150 mL YPD 培养液中，至 OD_{600} 达到 0.2～0.3；于 30 ℃下，以 250 r/min 振荡培养，过夜，培养至 OD_{600} 达到 0.5±0.1。

(5)转入 50 mL 离心管中，于室温下，以 4000 r/min 离心 5 分钟，弃去上清液；在 25～50 mL灭菌 TE 缓冲液或蒸馏水中剧烈振荡，重悬细胞；重复离心，弃去上清液。

(6)在 0.75 mL 1×TE 缓冲液/LiAc 中重悬沉淀，此即为酵母感受态细胞，冰浴，备用。

(7)在 1.5 mL 离心管中加入下列成分，并振荡混匀：DNA-BD/钓饵 0.1 μg，AD/文库 0.1 μg，鱼精 DNA 0.1 μg。

(8)加入酵母感受态细胞 0.1 mL，振荡，混匀。

(9)加入 0.6 mL 灭菌的 PEG/LiAc 溶液并高速振荡，混匀。

(10)于 30 ℃下，以 200 r/min 振荡培养 30 分钟。

(11)加入 70 μL DMSO，上下轻轻颠倒混匀(不能剧烈振荡)，于 42 ℃热休克 15 分钟，立即冰浴，冷却 2 分钟。

(12)以 4000 r/min 离心 5 分钟，尽可能弃尽上清液，在 0.5 mL 的 1×TE 缓冲液(pH 值为 7.5)中重悬细胞，备用。

2. 转化混合物的涂板和筛选

(1)将上述转化混合物涂布于适当的培养基平板上(直径为 100 mm 的培养皿)。一个新的钓饵与文库的结合，很难去预测最适的方法，因而各涂布 1/3 的转化物于不同的选择培养基上，即低严谨度(SD/-Leu/-Trp)、中严谨度(SD/-His/-Leu/-Trp)和高严谨度(SD/-Ade/-His/-Leu/-Trp/X-α-gal)的培养基上。

(2)于 30 ℃倒置培养，待长出单克隆。其中，在 X-α-gal 培养基上显蓝色的克隆为阳性，也可不加 X-α-gal，按步骤(3)进行 β-半乳糖苷酶滤膜印迹法筛选。

(3)β-半乳糖苷酶滤膜印迹实验确定阳性克隆：①准备 Z-缓冲液/X-β-gal。②用镊子将一干燥的无菌硝酸纤维滤膜(或滤纸)置于上述培养板上，轻轻用镊子压膜，以便菌落克隆黏附到滤膜上。③当滤膜均匀湿润后，小心地将滤膜从培养基上取下，放入液氮中。④在完全浸入液氮中约 15 秒后，将滤膜取出，并将有菌落克隆的一面朝上，放入洁净培养皿(或皿盖)中。⑤加 12 mL Z-缓冲液/X-β-gal 溶液，直至滤膜全部润湿。⑥于 30 ℃静置孵育，在 8 小时内检查蓝色克隆的出现。

3. 阳性克隆的鉴定和证实

(1)将半乳糖苷酶阳性的克隆画线接种于 SD/-Leu/-Trp/X-α-gal 平板上，或者接种于 SD/-Leu/-Trp 平板上，长出克隆后，再进行 β-半乳糖苷酶滤膜印迹法鉴定，同时储存阳性克隆于－70 ℃。

(2)于 30 ℃倒置培养 4～6 天，观察克隆颜色的变化，或用 β-半乳糖苷酶滤膜印迹测定来显示颜色的变化。

(3)重复步骤(1)、步骤(2)2 次或 3 次。

4. 酵母质粒的分离

(1)在阳性克隆酵母平板上扩增一定数量的酵母细胞，刮下约 30 μL，加入 50 μL TE 缓冲液(pH 值为 7.0)，进行漩涡振动，以悬浮细胞。

(2)加入 10 μL Lyticase 裂解液(5 U/μL)，进行漩涡振荡，或用吸管反复吹打，混匀。

(3)于 37 ℃下，以 250 r/min 振荡孵育 1 小时。

(4)加入 10 μL 20% SDS，进行漩涡振荡 1 分钟。

(5)冷冻(－20 ℃)/融化 1 次，进行漩涡振荡，以充分裂解细胞。

(6)用 TE 缓冲液补足 200 μL。

(7)加入 200 μL 酚-氯仿(1∶1)，进行高速漩涡振荡 5 分钟。

(8)以 10000 r/min 离心 10 分钟，转移水相于新的离心管中。

(9)加入 1/10 体积的 5 mol/L NH_4Ac 溶液和 2 倍体积的无水乙醇。

(10)于−70 ℃冷冻1小时。

(11)以10000 r/min离心10分钟,弃去上清液。

(12)干燥DNA沉淀,将其溶解于20 μL无菌水中。

5. 酵母质粒的电转化

(1)将2～5 μL酵母质粒加入40 μL感受态酵母细胞中,混匀,冰浴。

(2)将混合液转入预冷的电转化杯中,设置适当的参数(如1.8 kV、25 μF、200 Ω)电击。

(3)迅速将细胞液转入1 mL SOC培养液中,轻轻混匀;于37 ℃下,以250 r/min振摇孵育1小时。

(4)以4000 r/min离心5分钟,弃去上清液,保留100 μL左右的培养液,轻轻重悬后,将其涂布于LB/Amp培养皿平板,于37 ℃倒置培养,过夜。

(5)细菌质粒按常规方法进行抽提。

(6)将抽提的质粒进行小规模转化实验,以证实阳性克隆与已知基因的相互作用。

6. 阳性克隆的分类

用插入cDNA片段两端的限制性核酸内切酶酶切质粒,用琼脂糖凝胶电泳鉴定插入片段的大小,并以此进行分类。

7. 代表性克隆与钓饵的共转化

取每类中的代表性克隆与钓饵共转化,以证实在酵母中是否确实存在相互作用(方法同小规模转化实验)。

8. 测序

对证实的阳性克隆质粒进行测序。

9. Blast比对

对测得的序列进行Blast比对,比对后,如果是未知的cDNA序列,可进一步进行其他生物信息学分析。

10. 用其他方法证实相互作用

将获得的相互作用的蛋白质可通过免疫共沉淀、GST－pull down实验等进一步进行验证。

【注意事项】

(1)小规模转化实验:常用于证实不能自我活化报告基因的DNA－BD/钓饵,确证DNA－BD/钓饵对宿主是否具有毒性,对照实验及顺序性转化时用于转化DNA－BD钓饵。顺序转化即DNA－BD/钓饵质粒先通过小规模转化进入酵母,然后再将AD融合的库质粒转入选择的酵母克隆中。

(2)电转化法:一般抽提的酵母质粒由于DNA含量少且混有杂质,用化学转化方法很难获得转化率高的细菌克隆,故适合用电转化法。电转化时,应尝试不同的设置,以找到合适的参数。

(3)β-半乳糖苷酶滤膜印迹实验：在β-半乳糖苷酶滤膜印迹实验中，克隆应有1～3 mm直径大小。如果每个平板上的克隆只有几个，可将克隆集中到一个平板上来测定。为了方便确定阳性克隆，可用尖头镊子在滤膜和培养基上扎几个小洞(不对称分布)作为位置标记。

【实验结果与分析】

采用酵母双杂交法确定的相互作用是在酵母体内得到的，而且是人为地使两个蛋白质表达在一起。而在高等动物体内，二者未必会在细胞内的相同区域表达，因此仍需要通过在体外进行 GST - pull down 实验加以证实。此外，哺乳动物细胞内转染相互作用的两种蛋白质通过免疫共沉淀来进一步确证其相互作用。

【思考与练习】

(1)酵母双杂交系统筛选蛋白质的相互作用往往存在假阳性，试分析其原因。

(2)造成酵母双杂交系统筛选蛋白质相互作用假阴性的原因有哪些?

参考文献

[1] BONIFACINO J S,DASSO M,HARFORD J B. 精编细胞生物学实验指南[M]. 章静波,译. 北京:科学出版社,2020.

[2] 吕冬霞. 细胞生物学实验技术[M]. 北京:科学出版社,2020.

[3] 章静波,黄东阳,方瑾. 细胞生物学实验技术[M]. 北京:化学工业出版社,2011.

[4] MICHAEL R G,JOSEPH S. 分子克隆实验指南[M]. 4 版. 贺福初,译. 北京:科学出版社,2019.

[5] 章静波. 组织和细胞培养技术[M]. 3 版. 北京:人民卫生出版社,2014.

[6] FARRELL R E. RNA 研究方法[M]. 4 版. 北京:科学出版社,2011.

[7] 药立波. 医学分子生物学实验技术[M]. 3 版. 北京:人民卫生出版社,2014.

[8] 李燕. 精编分子生物学实验技术[M]. 西安:世界图书出版公司,2018.

[9] 叶棋浓. 现代分子生物学技术与实验技巧技术[M]. 北京:化学工业出版社,2015.

[10] FRESHNEY R I. 动物细胞培养:基本技术和特殊应用指南[M]. 7 版. 章静波,译. 北京:科学出版社,2020.

[11] COLIGAN J E. 精编蛋白质科学实验指南[M]. 李慎涛,译. 北京:科学出版社,2019.

[12] DIEFFENBACH C W,DVEKSLER G S. PCR 技术实验指南[M]. 2 版. 种康,瞿礼嘉,译. 北京:科学出版社,2013.

[13] 范耀山. 分子细胞遗传学:技术和应用[M]. 刘青杰,译. 北京:科学出版社,2018.

[14] 张光谋,李延兰. 医学细胞生物学实验技术[M]. 北京:科学出版社,2013.

[15] 沈晓君. 医学形态实验[M]. 北京:人民卫生出版社,2015.

[16] 王修海,单长民,杨康鹤,等. 医学遗传学实验指导[M]. 4 版. 北京:科学出版社,2016.